子どもが幸せになる6つの習慣

ほんの木【編】

ほんの木

まえがき

子育てが難しい時代だとよくいわれます。暮らしの環境の変化や競争社会の圧力、核家族化の中で、どうやって子育てをしたらいいのか、自分は何か取り返しのつかないとんでもない間違いをしているのではないか、自分は親として失格では……と悩んでいるご両親が増えています。

「ほんの木」はこうしたお母さん、お父さんの助けになれる育児・子育てのエッセンスを集めた「子どもたちの幸せな未来」シリーズを、２００２年10月から隔月で刊行してきました。

毎号、子育てに最重要なテーマを、小児科医や助産師、食や運動や脳の研究実践者、幼児教育家や建築家に取材を重ね、読者のみなさんにお届けしてきました。

その中でわかったことは、健康で心優しい子どもを育てるためには、難しい理屈やお金をかけることではなく、例えば、早寝、早起きと十分な睡眠、リズムのある生活、ご飯とみそ汁を中心にした、シンプルな食事を一日3回きちんと食べること、あるいは、病気やけがをしたからといって、病院や薬に頼りきるのではなく、本来誰にも備わっている免疫力や自然治癒力を育てていくことなどでした。

また、テレビやビデオ、ゲームがもたらす子どもたちへのリスクを正しく認識することも大切なポイントだということでした。

つまり、人工的な生活環境から少し離れて、より自然に近いライフスタイルの中で子どもを育てることだったのです。子育てには、シンプル、ナチュラル、スローが一番大切なのです。

読者の方からは、「こんなことでよかったの!?」「目から鱗《うろこ》でした」「子育てが楽しくなった！」という感想をたくさんいただきました。

そこで「ほんの木」では、この3年間の実績をもとに、新たに単行本シリーズで「子どもたちの幸せな未来ブックス」をスタートさせることにしました。

まず今号「子どもが幸せになる6つの習慣」では、小社が２００２年から２００５年までに刊行した「子どもたちの幸せな未来」シリーズ18冊の中から、特に反響の大きかった、子どもの生活習慣、健康、病気、食、心と脳を中心に一冊にまとめました。それぞれのさらに詳しい内容は、各記事の出典となった「子どもたちの幸せな未来」のバックナンバーを、２１７ページ〜２２３ページに掲載してありますのでご覧ください。

育児・子育ての予習、復習のために、また、より子どもたちが心豊かで生命力あふれる未来へと育っていけますように、このシリーズをご活用いただければ幸いです。

どこから読んでいただいても結構です。できることを一つでも始めてみてください。きっとあなたの子育てが変わります。子どもたちが、イキイキします。

ほんの木編集部

２００５年10月

もくじ

まえがき……2

第1章 未来を生きる基本力を育む生活習慣　9

子育ては早起き、朝食、家庭の団欒だけでいい
陰山英男……教育者、広島県尾道市立土堂小学校校長（取材当時）……10

世界で一番眠らない日本の子どもたち
神山　潤……小児科医、東京北社会保険病院……18

子どもの健やかな眠りは大人の責任
神山　潤……小児科医、東京北社会保険病院……24

朝ご飯が一日のリズムを作る
廣瀬正義……食と教育研究家……31

子どもの生活習慣は9歳までに決まる
原田碩三……兵庫教育大学名誉教授……35

規則正しい生活が安産のポイント
宗　祥子……助産師、松が丘助産院……43

第2章 テレビ・ビデオに頼らない子育ての習慣

第2章 テレビ・ビデオに頼らない子育ての習慣 49
「ゲーム脳」で心と体と脳が危ない
森 昭雄……日本大学教授……50
テレビ、ビデオに子守りをさせない
森 昭雄……日本大学教授……55
テレビとビデオが作る言葉遅れ
片岡直樹……小児科医、川崎医科大学教授……61
テレビをやめると家族がよみがえる
清川輝基……NPO法人子どもとメディア代表……67
テレビ・ビデオに頼らない子育て
内海裕美……小児科医、吉村小児科……77
テレビを消して、失敗を恐れない子育てを
大澤真木子……小児科医、東京女子医科大学教授……82

第3章 免疫力、自然治癒力を高める生活習慣　87

病気を自分で治す自然育児
真弓定夫……小児科医、真弓小児科医院……88
自然な環境が子どもを強くする
真弓定夫……小児科医、真弓小児科医院……96
発熱は悪いことばかりではない
高草木護……医師、平河町クリニック……101
病気の子どもには水の補給に注意
真弓定夫……小児科医、真弓小児科医院……108

第4章 元気に毎日を過ごすための健康習慣　111

子どもの肥満は生活習慣病の危険信号
大澤真木子……小児科医、東京女子医科大学教授……112
足は健康な体と脳のバロメーター
原田碩三……兵庫教育大学名誉教授……120
足が育つ靴の選び方
原田碩三……兵庫教育大学名誉教授……127

予防接種は本当に必要なのでしょうか？
山田　真……小児科医、八王子中央診療所……131
シックハウス、シックスクールに注意を
尾竹一男……建築家……140

第5章　いのちを育てる食卓からの食育習慣　147

シンプルな日常食「粗食」のススメ
幕内秀夫……管理栄養士……148
子どもの好き嫌いは偏食ではない
幕内秀夫……管理栄養士……154
今日からできる食育、3つのステップ
幕内秀夫……管理栄養士……161
子どもの様子をよく見て食を考える
毛利子来……小児科医、毛利医院……165
自然流の母乳と食事
真弓定夫……小児科医、真弓小児科医院……168
母乳育児は楽しい！
宗　祥子……助産師、松が丘助産院……174

第6章　危ない食べ物からわが子を守る生活習慣　181

その食事でお子さんの脳は大丈夫？
大澤　博　岩手大学名誉教授……182
子どもを攻撃的にする5つの栄養
大澤　博　岩手大学名誉教授……187
野菜をたくさん、肉はひかえめ
東城百合子　自然食、自然療法研究家……194
脳と体の動きを支える食事
廣瀬正義　食と教育研究家……200
食卓から始める子育て
東城百合子　自然食、自然療法研究家……204

あとがき……210
本書にご登場いただいた18人の方々……212
出典資料……217

装丁、本文デザイン　渡辺美知子
イラスト（カバー）　今井久恵
イラスト（章扉）　はせくらみゆき

第1章

未来を生きる基本力を育む生活習慣

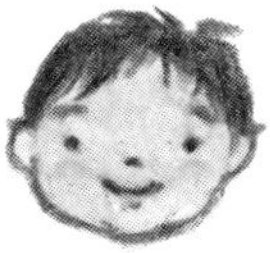

子育ては早起き、朝食、家庭の団欒だけでいい

陰山英男《かげやまひでお》（取材当時・広島県・土堂小学校校長　現・立命館大学教授）

百マス計算への誤解

百マス計算がブームになっていますが、私はこのブームは、子どもを伸ばす特別な方法があるのだろうという、親御さんの完全な誤解の上に成り立っていると思います。このブームに翻弄《ほんろう》されている親御さんは、最初に「賢さ」へのあるイメージを持ち、どうやったら子どもを賢くできるのか、そのためには何をやらせればいいのか、百マス計算をやるといいようだ、という展開をしているようです。

しかし、もちろん、こうした考え方は完全に間違っています。学力は、人間の総体としてのエネルギーのある一つの発露の仕方ですから、人間のいろいろな能力の中から学力だけを切り出して、一つの独立した能力としてイメージするのは間違っています。それなのに、睡眠時間を削って勉強させるということが起こるのは、切り出した学力をどうやった

ら鍛えられるかと考えている証拠です。一夜漬《づ》けでいい点を取るというように、何かに特化するのであればその効果もあり得ると思いますが、中長期的に見れば意味がありません。逆にいえば、一夜漬けはその程度のものにすぎないということです。あるいは、百マス計算は50メートル走ダッシュとほとんど同じです。走力や筋力が強くなるということは確かにありますが、その程度のことです。そこを誤解しているために、「百マス計算」という切り出されたような、学力を鍛えるための特殊な方法があると錯覚をしたのでしょう。

さらにテレビも誤解に拍車をかけました。「百マス計算の陰山」というイメージで取材に来ていますから、どこのテレビ局も百マス計算を撮影して帰ります。視聴者は、実際はそんなことはないのに、土堂小学校の子どもたちはずっと百マス計算をやっていると思ってしまったのです。しかし、百マス計算の前に、まず絶対にやらなければならないのは早寝、早起き、朝ご飯です。それなしには成り立ちません。大切なのは、人間としての総体的な能力をどのように伸ばすのかということをしっかり考えることですし、学力の高い子どもの家庭は、そういうところがしっかりしている場合が多いのです。

ですから、土堂小学校に入学を希望する親御さんには、絶対条件として、早寝、早起き、朝ご飯をお願いしています。当校の子どもたちは7時間以上の睡眠を確保していますし、睡眠時間を削って勉強しても意味がないということを親御さんたちも知っておられます。

このことは生活アンケートの結果にもはっきりと出ています。6年生が一番わかりやすいのですが、2割くらいの子どもが夜が明けるのが遅い冬でも朝6時前に起きていますし、半分くらいの子どもが夜9時半までには寝ています。他の学校に比べても明確に、早寝、早起き、朝ご飯が徹底しているといえるでしょう。

親子のコミュニケーション

早寝、早起き、朝ご飯に、もう一つ大切なことを付け加えれば、親子のコミュニケーション、語り合いです。脳研究の第一人者である東北大学の川島隆太先生の研究によっても明らかになってきましたが、脳が非常に活性化するのは家族とのおしゃべりだそうです。家族とおしゃべりしていれば、脳が活性化して、学力が付くということです。それはないだろうと思われるでしょうが、実はこれが真実なのです

土堂小学校でも私立中学を受験する子どもがたくさんいますが、一番努力しているのは寝ることだったり、朝ご飯を食べることだったり、家族の団欒《だんらん》を持つことであって、勉強することではありません。夜11時以降まで起きている子はほとんどいません。それでも中学受験では信じられないほどの好成績を残しています。普通の学校では受験生が早く寝たら「なんで?」といわれるでしょうが、土堂小学校では遅くまで起きていたら「なん

で？」になっています。実は、東京大学や京都大学に入学した学生が一番よくいわれた言葉は「勉強しなさい」ではなく、「早く寝なさい」だそうです。データでも睡眠時間が長くなるほど成績が向上しています。ただし、9時間以上になると下がります。

私が受験合格率について語ると、「陰山は受験勉強のために早寝、早起き、朝ご飯をいっている」と批判されますが、それは目的と結果を完全にはき違えている意見です。私は子どもたちが想い出を削ったり、睡眠時間を削ったりする、つまり「子ども時代にやらなければならないことを削ってまでやる受験勉強は意味がないですよ。逆をいえば、子ども時代にやるべきことをきちんとやっていれば、『受験勉強、受験勉強』といわなくても、ちゃんと合格できますよ」ということの、一つの結果としていっているだけです。

ところが、こういう言い方をすると今度は「早寝、早起き、朝ご飯は私学受験合格の突破口だ」と解釈をする人がいます。こうなると、意図的に誤解しているとしか思えません。

あたりまえのことをあたりまえに

早寝、早起き、朝ご飯の重要性に私が着目した基本には、私の子どもの頃の田舎の生活が早寝、早起き、朝ご飯だったということがあります。その視線から都市の生活を見ると、子どもたちに元気がなく、心も荒れていますし、伸びていません。それは生活習慣が荒れているからではないかと思い、改善していくと、うまくいきました。つまり、私たちは何か特別なことをやらせているのではなく、子どものために〝変えてはいけないことを変えない〟ように努力しているだけなのです。

親の生活習慣がずるずるになっている現代社会で「子どもに早寝、早起き、朝ご飯を」という主張をしたことに対して疑念の声も上がりましたが、実際に早寝、早起き、朝ご飯ができないと基本的に子どもたちは荒れます。子どもたちが荒れると教師も親も大変です。誰かを犠牲にして不平不満をいわなければならなくなります。その不平不満は子どもたちの行動としてまず出てきます。ところが、早寝、早起き、朝ご飯を各家庭が実践してくれると教師は楽になりますから、子どもたちと一緒に遊んだり、もっと楽しい授業の方法を考えたりすることもできるようになってくるのです。

早寝、早起きの目安

早起きといっても、私たちがいっているのは登校の1時間前には起きていてほしい、最低でも7時間の睡眠は確保して欲しいということです。意外と短いと感じる方もいるでしょう。11時に寝て6時に起きても7時間は確保できているわけですから、だいたい夜9時から11時の間に寝てもらうというくらいの目安です。床につく時間は学年によっても、家庭の状況によっても違いますからマニュアル的には考えていません。広島県の基礎調査でも、7時間から9時間の睡眠があるとテストの成績もそれほどひどいものにならないが、それ以下だと急速に成績が落ちて来るという結果が出ています。

朝ご飯についてはご飯食を勧めています。ご飯の方がたくさんの食材を食べやすいし、お米のブドウ糖が脳にいいと聞いています。ある小学校で教頭をしている私の友だちが、テストの成績と朝ご飯がご飯食か、パン食か、食べないか、を分けてアンケートをとったところ、ご飯食とパン食でこれほど違うのかというほど、ご飯食の方が良かったそうです。

親の仕事の都合や経済状態で夜遅くならないと家に帰れないから早寝は無理だ、朝ご飯を作るのは無理だという家庭はどうするのか、という疑問もあるでしょう。しかし、そうした考え方は、考えている優先順位が違うのだと思います。子どもたちを健全に育てるために家庭があるのですから、仕事のために家庭を犠牲にするという発想は反対です。まず、子どもたちを伸ばすことを前提にして、そのためにはどうしましょうかという順序で考えるべきです。つまり、「できない」という方の優先順位を変えようというのが私の主張です。土堂小学校では多くの家庭が実際に家族全員で食事をしたり、子どもたちが伸びる朝型の生活習慣に切り替えています。

自宅に帰るのが遅くて子どもと会話ができない、話す時間がないといった傾向が急速に強まったのは、バブルがはじけてサービス残業が増え、経済成長率が落ちて、全ての指標が悪化する90年代からです。合わせるように、90年代から子どもたちの睡眠時間も急速に減ってきています。

不幸だったのは、元気を出すにはきちんとした生活習慣が大事なのに、社会全体は夜型化してしまったことです。実際に良いのは朝型なのですが、その、想いと現実とが乖離《かいり》してしまいました。教育の問題は社会の問題と切り離して考えることはできないのです。

そうした中で「子どもに早寝、早起きをさせて、朝食は食べなければいけないよ」といっても「それはやれないよ」という意見が一部の親から出てきます。「子どもを何時に寝かせようと余計お世話だ、プライバシーの問題だ」「朝ご飯を食べさせようとどうだろうと家庭の自由だ。何を食べさせようが、学校に行ったら学校の責任だ」といった言い方をするようになってしまいました。しかし、「早寝、早起き、朝ご飯はいいことだから、できるようにがんばろう」と自主的に考える子どもはいません。子どもがそうできるようにするのは、親や教師、大人の責任なのです。

子育ては社会の最優先課題

しつけは強制だから、規制がない方がいいのだという意見は、つきつめていくと無秩序でいいということです。しかし、学校の現場にいて規律がなくなったら子どもたちにどういう現象が起こるかというと、はっきりしています。力の強い子どもが支配するようになるのです。秩序そのものが完全になくなることはありませんから、理によって秩序を成り立たせようとするか、力によって秩序を成り立たせようとするかになります。力によって秩序を成り立たせようとする場合には、その力が正なるものか邪《よこしま》なるものかによって全く違ってしまいます。

生活習慣の指導は教師や親が自分の権力を利用しているかどうかではなく、子どもを正しく導ける指導があったかなかったか、それだけです。要はみんなが幸せになれればいいのですが、議論しているうちに、いつの間にかその視点が抜けてしまうのです。百マス計算はこうした部分があってこそ初めて成り立つ、ほんの一つの手段にすぎません。

そもそも「できない家庭はどうするんですか？」という議論がおかしいと私は思っています。私は「子育てをないがしろにするのは結構ですが、人のいないところで経済活動はないでしょう」といいたくなります。子育ては社会の優先順位の一番です。だから私は、教育改革は社会改革そのものだと思っていますし、社会改革がなければ教育改革もあり得ないと考えています。

（出典：「子どもたちの幸せな未来④子どもを伸ばす家庭のルール」）

世界で一番眠らない日本の子どもたち

神山《こうやま》　潤《じゅん》（小児科医、東京北社会保険病院副院長）

夜更かしな子どもたち

日本の子どもたちは、この20年間で急速に眠る時刻が遅くなり、睡眠時間が減ってきています。私が東京都練馬区（1999年7月から9月、1歳6か月検診と3歳児検診でのアンケート）と埼玉県草加市（99年9月から2000年3月、3歳児検診でのアンケート）で行った調査では、以下のような結果が出ました。

①約半数の3歳児が寝つくのは午後10時を過ぎている。
②就床時間が遅くなるほど、一日の合計睡眠時間は少なくなる。
③就床時間が遅くなるほど、朝の起床時が遅くなる。
④午後3時半以降の昼寝は夜の就床時間を遅らせる。
⑤子どもの夜更《ふ》かしについて問題を感じていない養育者が少なくない。

夜更かしの原因を尋ねてみると、予想に反して、家庭の事情や養育者の帰宅が遅いためではなく、「なんとなく起きている」というものでした。なかには毎日、夜中の3時に寝て昼以降に起きる3歳児もいました。そうした状況であっても、「子どもの睡眠について何か心配なことはありませんか」と聞くと「何もない」と答えるのです。これはもはや家庭の問題というよりも、現代社会の問題といえるかもしれません。

夜更かしの子どもは、全国規模の幼児健康調査（1980年→1990年→2000年）でも急速に増えています。夜10時以降に就床する1歳児は26％→35％→54％、3歳児で22％→36％→52％、5～6歳児では10％→17％→40％となっています。かつては地方よりも都市部での夜更かしが目立ちましたが、最近では地域差はなくなってきました。

しかし、海外に目を向けると事情は全く違います。スイスの19時半、フランスの20時など、イタリア（21時48分）を除くと日本の子どもたちは圧倒的に夜更かしだといえます。イタリアにしてもシエスタという伝統的な昼寝の習慣があり、子どもたちは平均でも110分の昼寝をしていますから、同列に比べることはできないでしょう。

私の経験でも、アメリカやオーストラリアの先生方はそろって「中学生までの子どもは9時までに寝るもの」といっていました。ある先生は「中学生の娘は寝るのが遅くて9時半になってしまう」と真剣に悩んでいました。

眠りは一定ではない

「夜更かしして何が悪い」「夜更かししたからといって死ぬわけではない」といわれます。しかし、夜更かしの弊害《へいがい》はボディーブローのように利《き》いてくるのです。そのことを説明する前に、眠りについて説明しておきましょう。

眠りには、深い眠りもあれば浅い眠りもありますし、夢を見ていると考えられているレム睡眠の時間帯も、レム睡眠ではないノンレム睡眠の時間帯もあります。様々な眠りが一つのセットになり、一晩のうちに何度か繰り返されるのが普通の眠りです。

新生児は寝入ってすぐにレム睡眠に入りますが、生後6か月以降になると、寝入るとすぐに深いノンレム睡眠に入り、その後浅いノンレム睡眠やレム睡眠に入ります。レム睡眠が終わると再びノンレム睡眠が登場してワンセットが終わります。ワンセットの平均的な所要時間は新生児で40~50分、2歳児で約75分、大人では90~100分とだんだん長くなります。そして、浅い眠りの時に寝言をいったり、寝返りをうつ頻度《ひんど》が増し、乳児では泣くこともあります。眠っている時でも動くのは普通のことですから、赤ちゃんであっても朝まで身じろぎもせずに眠ることはないということは知っておいてください。

人間には夜になると眠り、朝になると目覚めるという、ほぼ一日を周期とする「睡眠覚《かく》醒《せい》のリズム」がありますが、他にもこのように一日を周期とする生体のリズムがあります。その代表的な例である体温は明け方に最低になり、午後から夕方になると最高になって、一日のうちで約1度もの変化を繰り返しています。つまり、目が覚める直前から上昇し始め、体温が下がり始めると眠くなるというふうに、人間の体はできているわけです。赤ちゃんが眠くなると手足がぽかぽかしてくるのは、体温がピークに達した後に放熱を始めた時期に入ったからです。つまり、眠りに落ちやすい時期になっていることを示しています。

その他の生体のリズムとしては、寝入ってからすぐの深いノンレム睡眠の間にもっとも分泌される成長ホルモン、抗酸化作用（老化の抑制）、性的成熟の抑制作用があるメラトニンや、血圧を維持し血糖値を高めるコルチコステロイドの分泌などがあります。

朝の光は身体のリズムの指揮者

様々な生体のリズムは、脳の「生体時計」によって統制されています。ところが、生体時計の周期は約25時間といわれています。地球の周期よりも約1時間長く設定されていますから、ほうっておけばだんだん後ろにずれてきます。そこで、私たちの生体時計を地球時間に同調させる必要があります。そのために重要なのが食事や環境で、特に朝の光が大切です。正確にいうと、明け方の最低体温の直後に浴びる太陽の光には、生体時計のリズムを地球リズムに前進させる作用があるのです。

ところが、最低体温の前に光を浴びる＝夜中に光を浴びると、生体時計は昼間と勘違いをして、リズムがさらに後ろにずれてしまいます。つまり、夜中に光を浴びると夜寝つきにくくなり、朝起きにくくなるのです。生体時計のリセットは、生後3〜4か月でできるようになりますので、この時期が子どものリズム形成のためには重要なポイントです。

人間の身体がさまざまな楽器があるオーケストラだとすると、朝の光は指揮者の役割をしているといっていいでしょう。指揮者がいなくても初めのうちはなんとなく演奏していますが、それが長くなると、勝手にばらばらなリズムが動き出してしまいます。すると、最低体温の後に寝なければいけなくなったり、最高体温の後に目覚めるようになったりします。体温、睡眠と覚醒、ホルモンなど、本来お互いに関係があるべき姿と異なる状況になってしまうのです。眠ってはいけない時に眠くなる、作業効率が悪くなる、疲れて食欲や意欲がなくなるなど、体調不良の状態になります。つまり、夜更かしをして朝の光を浴び損《そこ》ねていると、慢性の時差ぼけ状態になってしまうのです。

子どもが午前中だらだらしているからと、病院に連れて行って検査をしても悪いところが見つからず、「異常はないですね」で終わってしまいますが、そういう時には、何時に寝て何時に起きているのか、テレビをどのくらい見ているのか、ということにちょっと注意してみることが大事です。

生体時計のこうした性質には子どもと大人の差はありません。子どもだからといって夜になったら寝るわけではなく、体の仕組みとしては夜更かし、朝寝坊の方が楽にできるようになっています。ですから、前の晩、遅寝になってしまったからと翌朝遅くまで寝かせてあげていると、その日の早寝も難しくなり、前日よりももっと遅寝になってしまいがちです。

ところで、子どもは何時間くらい眠ればいいのでしょうか。実は、この答えは難しいのです。それは、眠りは個人差が大きい生理現象だからです。さきほどの生体時計の性質に個人差はありませんが、ぐっすり眠る子どももいれば、眠りの浅い子どももいます。3歳児でも10～15%は昼寝をしない子がいます。目安として1歳児で11～13時間、1歳6ヶ月～3歳児で約12時間という数字が挙げられますが、数字にとらわれないでください。

ヒトは明け方の午前4時～6時と午後2～4時に生理的に眠気が強くなる一方で、午前10時～12時は最も覚醒度が強くなります。もしも、この時間帯に眠くなるようであれば、たとえよく寝ていると思っていても、睡眠は足りていません。つまり、午前中にしっかり起きていられるかを、質のよい眠りをとれているかどうかの判断基準にすると良いと思います。

（出典：「子どもたちの幸せな未来②子どもの健康と食からの子育て」）

子どもの健やかな眠りは大人の責任

神山　潤（小児科医、東京北社会保険病院副院長）

夜更かしはなぜいけないのか？

「夜更かしをしても、その分昼寝をすれば睡眠時間は変わらない」と思っている人がいます。しかし、夜9時前に寝る子、10時前、11時以降、12時以降に寝る子を調べてみると、遅くなればなるほど朝起きる時間は遅くなり、昼寝の時間もずれて、一日の総睡眠時間が少なくなるという結果が出ています。幼稚園や学校があって朝起きなければならないから総睡眠時間が減るのではなく、人間は昼間は寝にくく、できているのです。つまり、夜更かしの問題はまず、睡眠時間が減ってしまうことです。

では、睡眠時間が減るとどうなるのでしょうか。1999年にシカゴ大学で、睡眠時間4時間、8時間、12時間を1週間続けて身体へ影響を調べました。すると、4時間睡眠を続けると、朝の血糖値が高く、インシュリンの出が悪くなり、夕方のコレステロールの下がりが悪くなり、ストレスの指標である唾液《だえき》中のコルチゾールの分泌量が増え、交感神経系統の活動が高まることがわかりました。つまり、糖尿病、肥満、高血圧、免疫力の低下などに関係する身体の変化が出てきたのです。シカゴ大学では「睡眠を減らすと老化と同じ現象が起こる」と結論づけています。

日本でも同じようなデータがあります。九州の保健所の先生が、同じ地域で3年間隔で3回、約700名の同じ児童を検診したところ、睡眠時間と血圧には明確な関係があることが明らかになりました。3回の調査でいつも標準よりも睡眠時間の少なかった43名と、いつも多かった113名をピックアップして血圧を比べたところ、初めはそれほど差がなかったのに、6年後にはいつも少なかったグループの方が、多かったグループよりも血圧が高くなっていたのです。つまり、小中学生でも睡眠時間が短いと血圧が上がるということです。

また、睡眠時間は知的能力にも影響しているという調査もあります。アメリカの高校生で睡眠と成績の関係の調査したところ、早く寝て睡眠時間が長いほど成績がよく、短いほど悪いという結果が出ました。さらに一晩4～6時間の睡眠を2週間続けると、認知能力が二晩徹夜したのと同じくらいまで低下することもわかっています。

浜松医科大・荒木田香子先生のグループでは、寝るのが11時過ぎ、朝食抜きの子どもたちはイライラ感がつのるというアンケート結果を出しています。

眠らないと性的に早熟になる

朝、目が覚めてからだいたい14～16時間後に分泌されるメラトニンというホルモンがあります。抗酸化作用（老化の抑制）、体のリズム調整作用、性的成熟の抑制作用があるメラトニンで注目しなければならないことは、一生の内で子どもの頃に一番たくさん出るということです。つまり子どもはメラトニン・シャワーを浴びて成長するわけです。

そして、たっぷり出ていたメラトニンが減ってくると、性的な成熟の抑制がなくなり、思春期の二次性徴が起こります。ですから、メラトニンが作られる脳内の松果体《しょうかたい》に腫瘍《しゅよう》ができてメラトニンが作られなくなると、2～3歳の子どもでも胸が大きくなったり、恥毛が生えることが起こります。

メラトニンは、朝目覚めてから14～16時間後に分泌されますから、通常であれば夜出るのですが、明るい環境にいると極端に分泌が悪くなります。子どもたちが夜更かしをしていると、本来なら子どもたちが浴びるべきメラトニン・シャワーを浴びることができなくなってしまう、ということです。

子どものころにメラトニン・シャワーを浴びないと将来どうなるのかは、いまところわかっていません。しかし、メラトニンの働きを考えると、将来、老化が促進されたり、性的に早熟になると予想されます。秋田大学では、不眠を訴える高齢者に、昼の間たっぷり太陽に当たるように指導しました。すると、メラトニンが出るようになり、夜の不眠も解消しました。つまり、夜の光はメラトニンを抑えてしまうけれど、昼間の光はメラトニンの分泌を促進するのです。こういったことからも、昼間は外でしっかり遊ぶことが大事なのです。

リズミカルな運動は脳も育てる

最近、私が注目しているホルモンにセロトニンがあります。セロトニンは、脳内に広く分布している神経伝達物質で、神経の微妙なバランスを維持するのに非常に大事なものです。運動すると気分がいいのはセロトニンが十分に出ているからです。一方、セロトニンの出が悪くなると、強迫神経症、不安障害、抑鬱《よくうつ》傾向（不快で心がふさがれること）になることがわかっています。軽い鬱《うつ》病の患者さんにはＳＳＲＩという薬が効きますが、これは働くセロトニン量を増やす薬です。

このセロトニンの分泌は、歩行、咀嚼《そしゃく》、呼吸といったリズミカルな筋肉運動をすることによって高まります。しっかり手を振って歩き、しっかり物を噛《か》み、深呼吸する。規則的でリズミカルな筋肉運動をすることが大切なのです。

また、セロトニンは攻撃性や社会性、創造性に関連することもわかってきました。そして、朝の光はセロトニン系を直接に活性化するということもわかってきたのです。さらに、動物実験のデータですが、リズム、運動が脳の学習能力や健康を高めるために大事だということもわかってきました。

最近、子どもの鬱病の報道がありました。イライラしている、何をしても楽しそうではない、食欲がない、体重が増えない、眠れない、朝ぐずぐずしている、じっとしていられない、元気よく遊ぼうとしない、といった状態だといいます。小学生の1割が抑鬱だという記事もありました。この記事では、16・8％の小学生がよく眠れない、15・5％の小学生がやろうと思ったことがうまくできない。だから抑鬱だというのですが、本当にそうでしょうか。なかには本当の鬱病もあるでしょうが、もっと身近なことをしっかりやることによって、十分説明できることもあるのではないでしょうか。睡眠をきちんととるといった、身近なサポートで解決できる状態もあると思います。

ところで、眠りは肥満とも関係があります。3歳児の肥満に影響する因子は両親の肥満と少ない睡眠時間、5、6歳児に影響する因子は少ない睡眠時間。6、7歳児の肥満に影響する因子は少ない睡眠時間である、というデータが出ています。夜更かし、睡眠時間の少なさが肥満につながることは、科学的にも証明されています。

早寝のための入眠儀式

これまでのことをまとめると、夜更かし朝寝坊をしていると、身体、脳の能力が衰え、肥満や生活習慣病の危険が増し、キレて、老化が進むということがいえます。そうならないためには、昼のセロトニン、夜のメラトニンを高めることが極めて大事になってくるのです。つまり、しっかり朝日を浴びること、朝食をしっかり食べ、ご飯をしっかり噛むこと、昼間はたっぷり運動をすること。そして、夜寝る時間が遅くなってしまわないように、昼寝は3時過ぎに切り上げるといった生活の基本的なしつけが重要です。

また、眠るまでの段取り（入眠儀式）を整えることも考えて欲しいと思います。最近は、寝間着に着替えないでTシャツでそのまま寝る子がいるそうですが、寝間着に着替えるというのは大切な入眠儀式ですし、寝る前に翌日の服をそろえるというのもよい入眠儀式になります。

あるお父さんからは「おやすみツアー」というのを教わりました。これは、寝る前に子どもをだっこをして家中をまわるのだそうです。テレビ君、冷蔵庫君、電子レンジ君を回って寝かせると、ころっと寝るといいます。その家ごとに工夫した入眠儀式を作りましょう。メラトニンのことを考えて、暗い部屋で眠ることも忘れないでください。すでに夜更かし、朝寝坊が慢性的になっている場合は、それを断ち切る必要があります。しかし、昨日まで0時に寝ていた子どもを、今日から9時に寝かせようとしてもできるわけがありません。まずは、朝早く起こすことから始めるのがポイントです。そして結果的に夜早く寝てくれることを期待するのです。

子どもたちが夜更かしになったのは、子どもたちの責任ではなく、子どもたちが眠るために適切な環境を大人たちがどんどん奪い去ってしまったからです。子どもたちは無防備です。眠るために劣悪な環境であっても受け入れざるを得ません。現代の大人は子どもたちを寝かさないようにしつけている、ともいえるかもしれません。その原因には携帯電話やコンビニも入ってくるでしょうし、子ども向けのテレビ番組が夜9時から始まるという現実もあります。

コンビニをなくせ、深夜放送をなくせ、夜は真っ暗にしろとはいいません。24時間仕事をしている人がたくさんいることも知っています。しかしながら、私たちは〝動物〟なのだということをもう少し自覚して、コントロールして欲しいと思います。子どもたちに健やかな眠りを与えることは大人の責任です。

（出典：「子どもたちの幸せな未来②子どもの健康と食からの子育て」）

朝ご飯が一日のリズムを作る

廣瀬正義（食と教育研究家）

一日のリズムづくりは朝食から

食事の基本は朝・昼・晩の三食をきちんととることです。ただし、小さい子はいっぺんに胃袋へ入れられないし、大人と違って消化吸収にも時間がかかりますから、おやつが必要です。生理学的にも足りないわけですから、3度の食事の間におやつを食べさせなくてはなりません。しかし、おやつはエネルギーや発育発達のつなぎの材料ですから、他の三食とは明らかに違います。腹いっぱいになってお昼が食べられないおやつではおかしいですし、午後のおやつは2回あってもいいのですが、夕食が食べられないおやつはおかしいわけです。

三食の中でも、特に朝食は1日のみなもとです。人間のいわゆる体内時計（サーカディアン・リズム）はほぼ25時間の周期でできています。ところが人間の社会は24時間ですから、何もしなければ毎日1時間のズレが出てくることになります。毎日1時間ずつ早める調整をしなければなりません。

その調整が1日抜けたとすれば、次の日は2時間調整しなければなりません。これをしない子どもは、親が黙っていれば決まった時間には起きてきません。そこで、毎日毎日1時間ずつ戻す、いわゆるサーカディアン・リズムのリセットをしなければなりません。リセットの方法にはいくつかありますが、生理学者の実験では25時間周期には明暗周期があって、強い光をあてることによってリセットされるそうです。また、食事をすることで強制的にスタートすることもできます。

もうひとつは運動です。起きて背伸びをする、歯を磨く、中には散歩をする人もいます。大人になればそうしたリズムができますが、小さい子どもにまだこうした習慣ができていませんから、そうしたリズムを作るために親が毎日毎日、刺激を与えてなくてはなりません。朝食をとると胃の運動が始まり、腸の運動も始まります。すると排便作用も起こりますから朝食をきちんととることは大切なのです。つまり、朝ご飯をきちっとした時間にスタートすることで自然と一日のリズムが作れるわけです。

身体の動きは体温で決まる

身体の動きは体温によります。体温が低い時は動作がにぶく、意欲もなくなりますが、食事をとると筋肉を使いますし、栄養が入ってきて体温が上がります。体温が上がると、動作意欲が高まり、学校へ行こうという気力もわいてきます。低体温と普通体温の子どもを比べると、学校へ行く意欲が高いのは普通の体温だという調査結果があります。

私が共同研究者と一緒に、小学校1年生を対象に、夜9時前に寝た子どもと、9時以降に寝た子どもの翌朝の体温を調査したところ、9時前に寝た子の体温が、後から寝た子より高いことが明らかになりました。睡眠時間と睡眠時刻には関係があるのです。

子どもの行動意欲や学習意欲を高めるためにすべきことは、朝食を食べさせることであり、よく早寝をさせることです。夜遅くまで子どもを起こしておくと、翌日の活動に全てつながっていきます。

それから、小学校6年生の子どもを対象に、起床後の大脳の活動レベルを調査したところ、同じ人間であっても夜遅く寝て睡眠時間が少ない時と、普通に寝て睡眠時間を十分にとった時とでは、短い時のほうが大脳の活性度が低いという結果が出ています。

わかりやすくするために、ほぼ知能指数が同じ群を、朝食を食べないグループと食べているグループに分け、脳の活性化を午前10時ごろに調べたところ、同じレベルであっても朝食が乱れている子どもは記憶力が悪く、結果的に全体的に見ると成績も悪いという結果が出ました。素質は持っていても、それが十分に活用される身体的条件がそろっていないからです。机にしばりつけておけば勉強ができるようになるかというと、そんなことはありません。意欲、身体、脳のコンディションづくりが大切なのです。睡眠時刻が遅ければ遅いほど体温が上がらないことを考えると、ただたたき起こしても無理なことがあるわけです。発育、発達に応じた基本的生活習慣が大切にしてください。

私は最近、飽食を「崩食」と書くようになりました。ホウショク時代は食物は豊かですが、このまま行くと、近々崩食の時代になるかもしれません。すでにデパ地下やコンビニの手抜き食、「やわらかくておいしい」食事を好む軟食化、過度のインスタント食品やファストフード依存などが進んでいます。さらに食生活を基本とした生活習慣が崩れていくと、健康な食生活の退潮とともに、日常生活全般の乱れに伴い、使わなくなった人間の体は加速度的に萎縮《いしゅく》が進み、体力、気力、知力の発達が低下する危険性があります。飽食ゆえの崩食にならないように、食生活から見直す必要があるでしょう。

（出典：「子どもたちの幸せな未来④子どもを伸ばす家庭のルール」）

子どもの生活習慣は9歳までに決まる

原田碩三《せきぞう》（兵庫教育大学名誉教授）

間違った生活習慣

昔に比べて、子どもたちの体力が落ちてきているといわれます。また、キレる子や荒れる子など情緒が不安定な子が増えて、家庭や学校などでさまざまな問題が起きています。

私は以前に、荒れる子、キレる子、不登校の子、校内暴力の子たちに接触したことがありますが、その子たちの生活習慣の特徴は、

（1）ジュースを毎日3缶以上飲んでいる。
（2）今日中（0時前）に寝ていない（夜更かしで睡眠不足）。
（3）朝食を食べていない。
（4）心を許せる友だちがいない。

の4つでした。

そして、もう一つ特徴的なことは、けっこう成績のよい子が多かったのですが、野菜嫌いが大勢いたことです。「今の若い人は、野菜嫌いで繊維質が30%以上減っている」と専門家はいいますが、繊維質が不足すると便秘になりやすく、イライラし、ストレスも溜まります。こうした生活習慣の乱れも、キレる、荒れる原因になっているのではないでしょうか。

子どもには、成長の流れの中で身につけなければならない生活習慣があります。その習慣を身につけておかないと、健康や情緒の面で大きな不安を抱え込むことになります。それを身につけさせることがしつけです。成長の過程で、親が子どもにどのように対応するかによって、子どもの生活習慣も大きく変わってきます。

偏食を防ぐなら3歳まで

野菜嫌いをはじめ、偏食の子どもが非常に増えています。そのため、体の成長や器官の調節に必要な栄養素の不足、アンバランスが生じ、体力のない子やアトピー、アレルギーなどの子どもが増えています。子どもたちの偏食の原因は、離乳期から生後3歳までの幼児期の食べ物が偏《かたよ》っているからです。

離乳してから3歳にかけてまでは、子どもには食べ物に対するはっきりした嗜好《しこう》はありません。味蕾《みらい》が発達していますので、苦味のあるものや害のありそうな嫌なものなどは口から吐き出して除きますが、たいていは何でも食べます。

人の食欲中枢は3歳頃に固まりますから、3歳以降になると、食べ物に対する嗜好がはっきりして、嫌いなもの、食べたことのない物に対する許容度がなくなります。ですから、子どもを偏食にしないためには、食欲中枢が完成する前の3歳までにいろいろな種類の食べ物を食べさせたほうがよいわけです。離乳食になってから3歳までの間に偏ったものばかりを食べさせていると、あとで修正することは難しくなります。甘いものが好きになる、化学調味料の味に慣れるなども、ほとんど3歳までです。例えば、家族が辛口のおかずを好むとしたら、子どもも辛口のおかずが好きになるなど、食べ物の嗜好《しこう》・好みはこの時期に決まります。

離乳をしたら、できるだけ多種類の食べ物を与えますが、その食べ物を赤ちゃんが自分で口の中でつぶして食べると、口蓋《こうがい》が発達して言葉がちゃんと出るようになります。お母さんは子どもに食べやすいものを与えようとしますが、離乳食はあまり食べやすいものばかりではだめなのです。柔らかいものや飲むものだけではなく、赤ちゃんが自分の口でつぶして食べるものを与えることも大事です。

野菜のよく煮たもの、それに魚の身をほぐしてちょっと混ぜたもの、ご飯、肉のミンチにしたものなどを口に入れてあげましょう。

子どもの睡眠の習慣は5歳まで

社会の多様化は、現代人の生活にさまざまな変化をもたらしました。生活の変化の中で、本来のリズムを崩して体調不良に陥《おちい》ったり、情緒面の不安定に悩む人が増えています。そして、そんな大人の生活に引きずられて、子どもたちの生活のリズムも狂ってしまっています。

特に子どもたちの生体リズムがでたらめになって、健全な成長のために必要な睡眠を十分に取ることができないようになっています。電灯がなかった時代、人は明るくなる日の出とともに起き、暗くなる日の入りとともに眠っていました。これが人の生活リズムの基本です。

生活のリズムを作るのは習慣ですから、日曜・祭日でも起床時刻を一定にして変えないこと、起床時刻の一定化が子どもには大事なのですが、現代ではこれが崩れてしまい、起床時刻も就床時刻もバラバラになっていますから、子どもの生体リズムが狂ってしまっているのです。

睡眠の習慣は生後から5歳までの間に固まります。ですから、子どもの正しい生体リズムを作るには、5歳まで起床時刻を決めて、就寝時刻を一定にすることが大事です。5歳を過ぎると、それまでのリズムがずっとその子の睡眠リズムとなります。あとから睡眠や生体のリズムを変えようとしても、一度できあがったものはなかなか変えられません。

例えば、田舎からおばあちゃんが出て来ると、3歳の子は何時まででも起きていますが、6歳の子どもはせいぜいいつもの就寝時間から30分、もっても1時間ぐらいすると寝てしまいます。これは生体リズムが6歳の子どもの体の中にできているから、いつもの就寝時刻が来ると眠くなるわけです。

では、子どもは何時に起き、何時に就寝したらよいのでしょうか。昼間、人の体の中で活動に向かっていたエネルギーは、夜になると細胞分裂に向かいます。その切り替えの時刻が午後8時（20時）です。つまり、夜の8時から細胞分裂のスピードが上がってきますから、昔から、夜更かしをせずに早寝してたっぷりと眠る子に対して「寝る子は育つ」といったのです。

人は昔から日が落ちると眠っていましたので、気温が下がり、体温が下がると眠くなります。ですから、夕方夕食を食べ、7時ごろに入浴して、温まった体温が下がり始めた8時に就寝するのが子どもにはちょうどよいリズムです。体温が下がるとスーッと眠りに入れます。夕ご飯を食べ終えると、お母さんが「子どもからお風呂に入ってね」というのは、科学的にも正しかったのです。

子どもに必要な1日の睡眠時間は11時間弱です。幼児の場合には昼寝がありますから、夜は10時間ほどの睡眠でよいでしょう。そうすると、午後8時に寝て、朝は6時から6時半ぐらいに起きるのが理想的です。なお、昼寝は正午から午後2時までが好ましい時間帯です。昼寝から醒《さ》めて6時間後でないと夜の就寝を妨げます。4時間以内だと、個人差はありますが、なかなか眠れません。親は子どもに、夜8時に寝て、朝6時~6時半に起きるというリズムを5歳までに作るようにしてあげましょう。

ただ、その習慣づけを就寝時刻からやろうとすると、なかなかうまくできません。むしろ1日の始まりの起床時刻から始めると、割と楽にできます。

ただし、朝6時に起きて、すぐには朝ご飯を食べられません。顔を洗い、歯を磨いて身支度をしているとご飯を食べられるようになります。ご飯を食べたら、副交感神経の働きで排便したくなります。

朝の8時になるとエネルギーが活動に向かいますので、子どもの目は輝いてきます。1日の中で午前8時が、運動する時に必要なホルモンの分泌が最も多い時です。つまり、朝は運動をするのに一番適しているということです。

脳は眠りから覚めて2時間はまともに働きません。ただ、筋肉を使うと、筋肉が脳を刺激してもう少し早く働くようになります。ですから朝、歩いて登校することはとてもよいことです。

子どもに昼寝（午睡《ごすい》）をさせるためには、午前中の運動が効果的です。歩いて登校し、学校に着いたら校庭で始業までしっかり遊ぶということで脳内物質が分泌され、落ち着いて授業が受けられるので大事です。一方、夜の睡眠には幼稚園や学校から戻ったあとの運動（遊び）が大きな意味を持ちますが、今はその遊びの場がなくなりました。地域で異った年齢の子どもたちとの群れ遊びがなくなり、子どもたちが運動をする機会がなくなりました。子どもを健全に育てるうえの諸悪の根源です。

7～9歳までに健全な自律神経を

人の自律神経系の働きは7歳～9歳までに固まります。自律神経系とは、汗が出る、赤くなる、呼吸が速くなるなど、脳の命令とは別に体が働く仕組みのことです。

人が夜中に熟睡している間は、自律神経のうちの副交感神経が働き、腸の蠕動《ぜんどう》運動を促進しますので、腸から便を送り出してくれます。だから、朝ご飯を食べると胃腸が働いて便が出てくるわけです。自律神経には交感神経と副交換神経があり、副交感神経の中には快食と快便、快眠が同居していますので、食べたら便が出るわけです。

一方、交感神経は昼間、運動している時に働きます。体を動かすことによって食欲が出て、よく眠れるようになり、排便が促進されます。まさに快動（運動）は副交換神経を優位にさせ、快食、快眠、快便に通じていますし、ストレスも解消されます。

また、運動によって体の歪《ゆが》みが治り、胸郭《きょうかく》の弾性が発揮されるので、胸式呼吸機能もしっかりしましょう。胸式呼吸をすることで肺も心臓もしっかりしてくるのです。

乗り物酔いも自律神経に関係する問題ですが、7歳～9歳を過ぎても乗り物酔いをする子は、大人になってもずっと乗り物酔いをするようになります。自律神経は7歳～9歳で大人と同じようになってきますから、7歳～9歳になるまでに、走ったり、跳《は》ねたり、ブランコに乗ったり、滑り台で遊んだりと、運動をして体を動きに慣らしておけば、乗り物酔いになることはありません。この年齢を過ぎてから乗り物酔いを治す方法は催眠療法と投薬しかありません。

（出典：「子どもたちの幸せな未来4子どもを伸ばす家庭のルール」）

規則正しい生活が安産のポイント

宗《そう》　祥子《しょうこ》（助産師、松が丘助産院院長）

妊娠したら早寝早起き

妊娠中にもかかわらず帰りの遅い夫を待っていたり、何か用事を済ませようとして、夜中の０時、１時、人によってはそれ以上遅くまで起きている方がいます。そういった方はさまざまなトラブルを起こしやすくなります。おなかが張りやすくなったり、手足がむくんだり、逆子になっている方もいます。

こういったトラブルを持っている方は、手足がとても冷たかったり、さらにひどくなってくると、手足や顔は火照《ほて》っているのに、おなかやお尻はとても冷たいという方もいます。

妊娠中のトラブルは、お母さんの子宮環境が悪いので、「苦しいよ」という赤ちゃんからのサインです。その赤ちゃんの叫びを受け止めて、居心地のよい子宮環境を作ってあげることが安産のためにはとても重要なことです。

そのためのもっとも大切なポイントは早寝早起きです。早寝早起きをしていると、自分の体の冷えにも気づくようになりますし、体も温まってきます。そしてなるべくストレスのない生活を心がけ、本を読んだりパソコンで何か調べたりして意識を外に向けるのではなく、自分の体に目を向けるようにします。

体が温まり、ゆるんで来るとさまざまなトラブルは自然に治ってきます。逆子《さかご》の方でも、自然に正常な位置に赤ちゃんが戻ってくることもよくあります。実際、早寝早起きの生活をしている妊婦さんはほとんど安産です。出産におけるほとんどすべてのトラブルは、早寝早起きをすることで解決できるといってもいいくらいです。

2人目を産むお母さんが比較的安産なのは、1人目の子どもが寝る時に一緒に寝てしまうことが多いので、自然に早寝早起きになっていることも、大きな理由の一つだと考えられます。

身体の声に素直な生活を

妊娠をすると自然に夜8時半や9時くらいには眠くなったり、パソコンに向かうことがひどく疲れて嫌な感じがするということが起こります。こういった体の声に従って生活すれば何の問題もないのですが、それができないので背中やおなかが張ったするわけです。

早寝早起きをするということは、身体の声の方に生活を合わせるための第一歩でもあります。規則正しい生活をすることで、だんだんと自分の体の声が聞こえてくるようになるのです。妊娠すると嗅覚などの身体の感覚が敏感になり、好き嫌いもはっきりしてきます。それは、自分も知らなかった原始の自分に返ることなのかもしれません。

自然出産をしていると、ものすごく時間がかかる人がいます。中には出産に3日も4日もかかる人がいますが、赤ちゃんも元気でお母さんも体力があれば待つことができます。待って待って、お母さんの体が整ったらようやく赤ちゃんが産まれます。不思議なことに、それだけ時間をかけて生んだ人はその後もずっと元気になります。おそらく、子どもが生める状態になってから生むことで、その人本来の体が整ったからではないかと思います。そういう出産に出合うたびに、待つことは大変なことだけれど、ちゃんと待って無理強いしなければいい結果が出るんだなあ、と教えられるのです。お産とは、女性が原始の自然の中の自分に返れる唯一の機会ではないかと思います。

助産院は、助産師だけでお産のお世話をする施設です。そのため、医師の立ち会い（つまり医療行為）を必要としないお産だけを扱います。陣痛促進剤を使うこともなければ、会陰《えいん》を切ることもしません。女性が昔から続けてきた全く自然な出産が基本です。

妊娠中はできるだけ問題なく過ごし、スムーズに自然出産して頂きたいと思っていますが、出産中に問題が生じて提携先の病院に搬送されてお産になったり、出産できても大変な思いをされた方もいらっしゃいます。そうした経験から、安産のためには妊娠中にどのように過ごしたらよいかということをたくさんの学びました。

私たちはこうした学びを5項目にまとめ、出産をなさりたいといってみえる妊婦さんにお願いしています。是非参考にしてください。

1、規則正しい生活をする

自然なお産は、自然のリズムを感じることが大切です。自然な陣痛は、月の満ち欠けや、潮の満ち引きに左右されて始まります。自然のリズムを感じることができる方は、産道や子宮の入り口が充分に熟し、軟らかくなってから陣痛が始まります。自然に始まった陣痛は、赤ちゃんを産み出すために充分なエネルギーを持ったすばらしい陣痛です。そのエネルギーを引き出すことのできる体は、規則正しい生活から導き出されるのです。今まで、夜遅くまで起きる生活をなさっていた方は、妊娠を契機に、ぜひ早寝早起きの習慣を身に付けてください。

2、散歩をする

散歩をすることで、骨盤が整います。骨盤がそろうと、お産が始まってから赤ちゃんが産道を下りやすくなります。特に骨盤に歪《ゆが》みのある方には、ぜひ散歩をお勧めします。骨盤腔の血流が良くなり、腰痛なども解消されます。散歩の時は、何も持たず肩を自然にゆるめながら歩くと、背中の張りや、首・肩の凝《こ》りが解消されます。背中が充分にゆるんでいる方は、子宮の入口も開きやすいのです。また、おかなの張りやすい方は、早産になるのではないかと心配されますが、散歩することでおなかの状態が良くなり、安定します。散歩は散歩のみを目的として、何も持たず、風を感じ、季節の移り変わりを感じ、空を見て、景色を見て、自然の営みを全身で感じながら歩いてください。

3、目を疲れさせない

妊娠中および産後はとても目が疲れやすくなっています。読書をしたり、パソコンを使ったり、テレビを見すぎたりすると、目が疲れ、そのため肩や背中の凝りがひどくなります。

特に逆子《さかご》は、目を使いすぎている方に多いようです。逆子になっていなくても目の疲れのひどい方は、背中の張りや凝りから、おなかが張りやすくなり、子宮口が開きにくくなることがあります。

4、足を温める。足浴、お灸をする

足には、子宮につながるツボがたくさんあります。足を温めると、おなかの赤ちゃんにとって居心地のよい環境を作ってあげることができるので、赤ちゃんがとても丈夫に育ちます。切迫早産の方や逆子の方は、おなかや足が冷えていることが多いようです。おなかや足が温かい方はしっかりした陣痛を迎えることができます。さらに出産後の子宮の収縮がよく、出血も少なくてすみます。足を温めることで、このような出産の際のトラブルに対する不安は、かなり解消することができます。

5、野菜中心の和食にする

甘いものや油物を控えた野菜中心の食事は、体重の増えすぎやむくみを予防します。また、産後は赤ちゃんのために質の良い母乳をたくさん飲ませてあげることができます。

このようなポイントをしっかり守り、ご自分の体と向き合ってご出産なさった方は、驚くほど安産です。初産の方でも、陣痛が始まってから3時間から5時間ぐらいでぐんぐんご出産なさいます。

体がとても冷えていた方が自分の「冷え」に気づき、日常生活を整えることで体がどんどん変わっていきます。体の調子がよくなってくるのを実感できるので、さらに楽しんでこれらのことを実践されています。

妊娠期は一生の中でもっとも体がよい状態にあるといえます。この時期にしっかり自分の身体を見つめなおし、この後に続く育児を元気に楽しんで欲しいと思います。

（出典：「子どもたちの幸せな未来を考える⑩子育て、これだけは知りたい、聞きたい」）

第2章

テレビ・ビデオに頼らない子育ての習慣

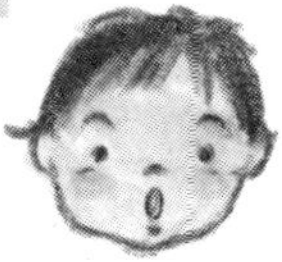

「ゲーム脳」で心と体と脳が危ない

森　昭雄（日本大学教授）

認知症の人の脳波と同じ「ゲーム脳」

私は、脳の中の神経回路について長年研究し、９年くらい前から高齢者の認知症の研究を行ってきました。認知症は、以前は痴呆《ちほう》と呼ばれていました。これまで認知症は、ある決まった質問に対しての答えや動作・所作を見て判定していたわけですが、脳波による数値で判定できないかと考えました。そこで、リラックスしている時に見られるα（アルファ）波と、精神活動や計算などをすると局所的に見られるβ（ベータ）波を計測しました。それぞれの脳波を積分し、α波が高いということはリラックスしていて、β波の数値が高いということは、その脳の部位が活発に活動しているということです。

従来から、認知症の方の脳の前頭前野《ぜんとうぜんや》からはβ波が低下していることが知られていました。つまり正常であれば、β波はα波よりも高い値を示すのですが、認知症の方はα波と

β波とが重なってしまうのです。そこでこの二つの脳波を組み合わせ、分母にα波を、分子にβ波をとり、「β波／α波」というふうに数値化して、この値が２・０以下だと、その部位の脳の働きはにぶい、痴呆がかなり進んでいる、と判定するわけです。

　認知症の方の脳波の実験を進めている際に、たまたまコンピューターのプログラムを作っているプログラマーの方々で計測したところ、8人全員が低い値を示しました。これらの人達は家でもほとんど会話がないということでした。それ以外の人で実験してみると正常な値になる。そこで、もしかしたら仕事で毎日ずっとコンピューターに向かっていることと何か関係があるのではないかと思い、テレビゲームを10年、15年とやってきた大学生を測定してみたところ、やはりβ波がほとんど出ませんでした。これが２００２年の時点で、現在では１０００人以上のデータをとっています。結果は、これまでと同様です。

　さらに無作為に選んだ幼児から大学院生まで３００名近くを調べてみました。すると、テレビゲームをすることでβ波がα波より低くなる（β波／α波が1以下）人が約2割いました。そこで、この状態を「ゲーム脳」と名付けました。普通はゲームを続けている間はβ波が低下していても、終わってしばらくすると回復するのですが、なかにはβ波がもとに戻らない子どももいましたし、β波がほとんど出ていない人が5％もいました。

データとしては、β波が極端に下がっている人、α波とβ波が重なっている人、ゲーム中だけ下がる人といろいろ出てきて、それはゲームを行う時間の長さと関連していました。しかし、「β波が下がった人」といってもわかりませんから、テレビゲームを行った人の脳という意味で「ゲーム脳」と命名したのです。

人間らしさを司る前頭前野の機能が低下

ゲーム脳で特に問題にしている脳内の前頭前野は、人間だけが広い面積を持っている部位です。ここに障害を受けると、想像力の欠如、意欲の喪失《そうしつ》、時間の順序の記憶障害、行動する前と計画をした後の結果の比較ができなくなる、視覚性の注意障害、運動計画性の欠落といったことが起こります。ただし、知能とは関係ありません。また、満腹感といった快感や睡眠不足といった不快感が生まれる大脳縁辺系に対して、喜び、悲しみといった感情が生まれるのも前頭前野です。つまり、前頭前野は動物的な行動を常に抑え、理性的な人間としての人格に関わっているということです。人間を人間らしくしているところといってもいいでしょう。私は凶悪事件の低年齢化には、前頭前野の機能の低下があると見ています。わかりやすいのは、いわゆる「キレる」状態です。前頭前野が働かないと理性的でなくなり、動物的な行動、刹那《せつな》的な行動が抑えられなくなります。これが「キレる」ということだと思います。

「やる気がない」のも同じです。前頭前野を含む前頭連合野は、だいたい10歳くらいまでにできあがるのですが、ここはやる気を起こす場所でもあります。また、最近話題になっているニート、つまり、学校にも行かず働いてもいないし、職業訓練にも参加していない若者たちは、仕事を探して一生懸命努力しているというのとは根本的に違います。やる気がないわけです。やる気がないというのは前頭前野の働きが機能低下していると考えられます。

前頭前野は心や精神だけでなく、肉体的にも影響があります。テレビゲームやビデオ漬《づ》けになっている子は、セロトニンという神経化学伝達物質が欠乏状態です。セロトニンは運動したりすると分泌される脳内物質ですから、これが出ないということは、抗重力筋《こうじゅうりょくきん》という姿勢を維持する筋肉の働きが悪くなって、前かがみになります。顔の表情筋という筋肉がとぼしくなるために、子どもでも笑いがなく、まぶたが垂《た》れ下がったような状態になり、疲れたような無表情な顔になってしまいます。また、不眠症の原因にもなります。

私は、毎日4時間くらいテレビを見せていた生後8か月の赤ちゃんを見たことがありますが、全く笑いません。この赤ちゃんはβ波の低下が見られましたから、そのまま見せ続けていると、いずれ問題が生じると思います。

また、以前、テレビに出演した時に、1歳半から8歳までテレビゲームをしていた子どもが、ゲームをやるたびにひっくり返って、泡をふき、手足が痙攣《けいれん》してしまうという電話相談がありました。それでも、病院の癲癇《てんかん》の検査では引っかかっていませんでした。

ADHD(注意欠陥多動性障害)やLD(学習障害)にしても、先天的なものがあることは間違いないと思いますが、それ以外にも増えているわけですから、環境的な要素もあると思います。その中にはテレビ、ビデオ、テレビゲームの影響もあるのではないかと私は考えています。

最近出会った子どもは、小さい時からずっとテレビ漬《づ》けで育ち、2年ほど前からはゲームをやりたい放題やっていて、ADHDと診断されました。人の話は聞きませんし、じっとしていられません。ゲームで一気にADHDを引き起こしてしまったというよりも、下地みたいなものが、ゲームやビデオによって影響されて出てきた可能性も否定できないでしょう。

ビデオなどによる幼児期からの英語教育などの早期教育が盛んですが、日本語もちゃんと話せない幼児に、ビデオを何時間も見せて英会話を教える必要があるのかどうかというと、私は意味がないと思います。日本語をしっかりと話すことを教えた方がいいでしょう。

幼児期の大事な時期にどういう育児をすべきかということは、やはり大人が自らの責任で考えなければいけないことです。

(出典:「子どもたちの幸せな未来③子どもの心と脳が危ない!」)

テレビ、ビデオに子守りをさせない

森　昭雄（日本大学教授）

ビデオ、ゲームよりも会話を

幼稚園児の生活調査をしてみると、テレビやビデオ、テレビゲームを毎日5～6時間やっている子どもがいます。

子どもとは十分に会話をし、コミュニケーションをとることがいちばん大事なのですが、向き合っている相手が画面では、右脳の前頭前野《ぜんとうぜんや》の動きが低下して、相手の感情を読み取ることができなくなります。特に3歳くらいまでは親が語りかけることが大事です。絵本を見せて語りかけたり、話を聞かせてあげるのもいいでしょう。そうして育った子どもと、テレビやビデオを朝から晩まで見ている子どもに差がつかないはずがありません。園児にテレビゲームは基本的にやらせない、3歳未満はテレビ、ビデオ、テレビゲームはさせないことです。画面を長時間見ることは基本的によくありません。

テレビやビデオ、ゲームをやめて会話を増やすと、ダメージを受けていた脳の前頭前野の働きはかなり回復します。相手の顔を見、目を見て、会話をし、いわれたことに対して言葉によってまたアウトプットする。そういう訓練を幼い時にしておかないと脳の神経回路もうまく形成されていきません。大事なのはコミュニケーション、特に言葉によるコミュニケーションです。

お父さんが子どもとコミュニケーションをとるために、よかれと思ってテレビゲームをやっている場合がありますが、一緒にテレビゲームをやっていても、たいがいは会話がありません。互いに勝手にやっているという感じですから、コミュニケーションにはなっていません。

また、0歳からテレビやビデオを見せるのと、3～4歳から見せるのでも大きな違いがあると私は思います。「三つ子の魂百まで」という格言があるように、3歳までに神経回路的なものの70パーセント近くが構築されますから、この時期にテレビやビデオを毎日見せていると、脳の神経回路が正常に形成されず、それ以降も回復が難しい状態になっていく可能性があるでしょう。この時期までにきちっとした育児をしていれば、たとえ4～5歳でゲームを始めても、それなりに回復は早いと思います。やはり幼児期には、基本的にテレビゲームをさせないことです。

傷んだ脳を回復させるには

私のところに1か月に1回、8歳の子どもが来ています。毎日3～4時間テレビゲームをやっている子です。目はドライアイで、気管支ぜん息気味です。この子を見た時に私はかわいそうだと思いました。お母さんは、ゲームをやめさせると「キレる」といって、私のところへ連れてきました。脳波を測ってみると完全な〝ゲーム脳〟です。

私はその子に「僕ね、このままずっとゲームをやっていって、20年30年したら、お父さんお母さんの顔を見ても『あんた誰？』ってなっちゃうかもしれないよ。それでもいいんならいっぱいやっていいよ」という話をしました。その子は「嫌だ」といいました。そこで、私は「毎日やるんだったら15分まで」という約束をしました。

それでもお母さんは30分やらせていたようですが、1か月後にはβ波が上がってきて、キレなくなってきました。毎日3～4時間やっていたテレビゲームの時間を、30分にしただけでよくなってきたのですから、もしも毎日かなり長い時間、テレビやビデオを見続けている子であっても、やめればかなり改善できると思います。

私は、やめる代わりに、読書、書道、音楽鑑賞、散歩、会話、お手玉などの運動を勧めています。読書の場合は毎日30分以上。書いても話してもいいので、理解したことを出力させることをお勧めしています。本を読めない年齢ならば、しりとりなどの言葉遊びをするのがいいでしょう。

脳を活性化させる音楽は、ノリがよくてリズムがはっきりしていて、テンポが速い曲です。ストレス解消のためのゆったりした曲はリラックスしたり癒《いや》しのためにはなりますが、脳の活性化とは別物です。

散歩は毎日30分以上としています。ゲーム脳を改善するには、できれば体全体を使う運動をするといいのですが、一人でできるものはなかなかありませんし、最初は気力もわかないので、散歩が取り組みやすいと思います。

ちなみに、テレビゲームの中でも、画面の指示でダンスをするダンスゲームはβ波が低下しません。最近ではリズムに合わせて太鼓をたたくゲームも出ていますが、これもβ波を低下させないだろうと思います。

なお、私がよく勧めるのは3個以上のお手玉です。2個では効果がありませんが、3個以上だとかなりの集中力が要求されますから、左右の脳がフル回転して、前頭前野を含めた脳の広範囲が活性化します。場所もとりませんし、一人でもできるので有効な方法だと思います。

中学生、高校生では手遅れ

「テレビゲームをやめさせるのは無理だ」という考え方で育てていき、中学生、高校生になってからやめさせようとしても、もはや手遅れです。その時に突然親が無理にやめさせようとすれば、子どもは親に噛《か》みつくしかありません。それが「やらせないとかわいそうだ」と自由奔放《ほんぽう》に育ててきたツケだと思います。

しつけをする時はきちんとしつけをして、その中でちょっとはやらせてあげる。そうやって前頭前野を健全にしていけば、子どもは自分で「こんなことをしていたら、将来やりたいことができない」「時間が無駄だ」と判断できるようになります。やりたいだけやらせるということは、そういう判断をする能力を削《そ》いでしまうことです。

やはり、いちばん大事な幼児期、児童期に親がきちっとしたしつけをすることです。

私は、小学生で毎日ゲームをやりたい場合は15分まで、週末の学校がない時でも30分までとしています。15分過ぎから特に脳の右側が働かなくなり、20分くらいを過ぎると脳全体が下がってくるからです。30分やってしまうと前頭前野が働きませんから、そのあとで勉強をしても頭には入りません。パソコンでも20～30分でかなり前頭前野が働かなくなることもわかっています。また、ケータイメール中も前頭前野はほとんど働いていません。

記憶中枢から簡単な文字を引き出して、指で打っているだけだからです。ケータイメールは便利ですが、いいところ、悪いところをわかったうえで使わないと、いろいろ問題が出てくるでしょう。

子どもの好きなようにさせてあげるのが一番という人がいますが、それはただの放任です。放任をしておいて、テレビやビデオに子守代わりをさせている。それが現在の日本です。

日本は自由経済主義の国ですからテレビやビデオ、ゲームなどの販売をとめることはできません。しかし、最近、人を殺すような過激なゲームソフトを子どもに売ってはいけないという条例が神奈川県でできました。3歳児や小学生にお酒をガブガブ飲ませていいですか、と聞いたら、誰でもノーというはずです。同じように、悪いと思ったら子どもには与えるべきではないでしょう。お酒にもテレビゲームにも、それを楽しむ年齢や立場があるはずです。その判断は親がちゃんとしてあげるべきです。

大人であれば子どもを大事にするのは当然です。未来ある子どもに対して、テレビやテレビゲーム、最近ではコンピューターやケータイをただ便利だからと肯定して、子どもをだめにしていくのは、悪いことがわかっていて放置しているのと同じだと思います。

（出典：「子どもたちの幸せな未来③子どもの心と脳が危ない！」）

テレビとビデオが作る言葉遅れ

片岡直樹
（小児科医、川崎医科大学教授）

コミュニケーション能力が欠如した子どもたち

私は小児科医になってもうすぐ40年になりますが、30年くらい前と比べて、近年、親や同世代の子どもとコミュニケーションを取ることが苦手な子どもたちが、急激に増えていることに危機を感じています。もっとも深刻な子どもたちは、親やまわりの大人からの呼びかけに無表情、反応できない赤ちゃんです。こうした赤ちゃんは笑うことも泣くこともほとんどないために、「サイレントベビー」と呼ばれている表情のない子どもたちで、コミュニケーションの苦手な子どもたちの7割を占めています。

残りの3割は、1歳くらいまではまったく普通の赤ちゃんと変わらないのに、1歳半から2歳くらいになって親とのコミュニケーションがとれなくなる子どもです。

こうした子どもたちの傾向をまとめますと、以下のようになります。

①親からの呼びかけや、あやしかけに対しての反応が乏しい。
②周囲に関心を向けようとしない。
③言葉の発達が遅い。
④言葉を習得しても上手にコミュニケーションがとれない。
⑤物事の順序や配置に固執する。
⑥一定の物事に強い興味を示す。

私がこうしたことに気付いたのは、20年以上も前になります。乳幼児検診で母親から、「言葉が全く出ない」と相談を受けて、話をよく聞くと、テレビっ子なのです。

そこでテレビを止めてもらうと改善していきました。1994年頃からはデータを集め、学会などでも発表するようになりました。

このように言葉がしゃべれなかったり、上手にコミュニケーションがとれなかったりする子どもを私は、「新しいタイプの言葉遅れ」と、呼んでいます。実際に私が診てきた事例は非常にたくさんあります。年間200例、全部で1000例以上です。

こうした子どもたちの普段の生活をこまかく聞いてみると、明らかな共通点がありました。その多くが、テレビやビデオにあると推測できる、ということです。

生まれてすぐにテレビがついている環境で育ってきた、または生まれた時にはテレビがなくても、生後半年から1年の間くらいからテレビ漬けになっていて、母親など生身の人間との情緒的関わりが非常に乏しい、という事実です。問題はテレビ番組の善し悪しではありません。どんな優れた内容であっても状態は同じです。

こうした親子にテレビを消して母と子一対一で遊ぶように指導すると、子どもの年齢が小さい時ほど、劇的に改善します。特に1歳くらいであれば、1か月テレビをやめると、見違えるように表情が豊かになっていきます。

テレビが原因の「新しいタイプの言葉遅れ」は、親とのコミュニケーションが取れない重いものですが、視線が合い、指差しができ、言葉も遅れながら出てくる軽症の言葉遅れもあります。軽いものは重いものの数倍は多いというのが、自然界の現象です。

軽症の言葉遅れは親も気づきにくい

軽症の言葉遅れは、大人との会話はできます。しかし、それは大人が子どものことを配慮するから問題が出にくいだけで、親は気づかない場合も多いのです。しかし、同世代の子ども同士になるとうまく対応ができず、一緒に遊べない、ということになって初めて気づくわけです。たとえば、力の強い子だと、友達が寄ってきた時に叩《たた》いたり、突き飛ばしたりします。弱い子だと逆に逃げてひとりぼっちになるといった形で現れてきます。

そのまま大きくなると、学童期に入って荒れたり、知的な遅れはないものの、聞く、話す、読む、書く、計算するなどの特定の能力の習得や使用に、著しい困難を来たすようなことにつながる可能性もあります。こういった言葉遅れの原因となる因子としては、①子どもの気質、②母親の性格や精神状態、③育児環境、などがあります。

言葉遅れの子どもたちの乳児期をふりかえると、静かで、乳を飲んでは眠っていることの多い、いわゆるおとなしい子どもであったり、眠りが浅く、昼夜よく泣き、落ち着かない敏感な子どもだったりします。また、母親の心配症や孤独な子育てもあります。さらに、母親の就労や内職、祖父母による世話から生じている不適切な育児環境や、電子おもちゃ漬けなどもあります。しかし、もっとも大きな因子はテレビ・ビデオによる保育者と子どもの相互の関係性の歪《ゆが》みです。先天的なものは少ないでしょう。

なぜ、テレビは問題なのでしょうか。その理由は次の通りです。

赤ちゃんにとって、生後最初の1年間は、音を聞き分ける「聴く訓練」の時期です。そして次の1年から1年半は「話す準備」の期間です。これらの時期に親の発する音声を聞いたり、真似したり、口の動きを見たりして、音声を自ら発することを覚えます。

子どもの脳には言葉を覚える時期があります。その時期に覚えないと後からはなかなか取り戻せません。この大切な時期に、テレビ・ビデオのような一方的な刺激に過ぎない環境にはまってしまうと、言葉が発達しなくなるわけです。さらにテレビは平面の世界ですから、片目で見ても両目で見ても同じに見えます。平面のテレビを見続けて育つ赤ちゃんは、物を立体的に見る能力が育ちません。また、人の五感は実体験によってのみ発達します。長時間テレビを見ている子どもは、体を使った実体験が乏しいため、五感の十分な成長にも影響があります。

なにより怖いのは、テレビにはまることで、自分以外の人間を思いやったり、推測する力が育たないことです。相手の心を思いやる心は、友達や周囲の人達とのつきあい、人間関係を築くもっとも基本となるものです。思いやりの心がなければ、学力や職業に関係なく、社会で暮らしていくことはできません。その意味では、幼児期の過度のテレビやビデオは子どもの将来を奪ってしまうことにもなりかねません。

人間の行動や感情をコントロールし、他人の心を理解する脳の機能は、前頭連合野《ぜんとうれんごうや》にありますが、テレビや早期教育はこの発達を阻害すると考えられます。

電子おもちゃの危険性

お子さんが「言葉が遅いかな？」と感じることがあったなら、テレビやビデオに夢中になっていないかなど、子どもの生活状況を見直しましょう。特に「おとなしい、手のかからない育てやすい子ども」は要注意です。また、「ウチはテレビを見せていないから大丈夫」というご家庭でも、よく聞くとＩＴの玩具を与えていたりすることが多いのです。テレビ、ビデオのみならず、テレビゲーム、コンピューター、電子おもちゃなどの一方通行の刺激によってパターン化された動き、情報しかないものには、全面的に注意してください。子どもがはまってしまっていないか、気を付けていただきたいのです。もし、はまっていたならば、やめさせることです。そして、お母さんとの生身のコミュニケーションをぜひ取り戻してください。テレビを見せなくなると、子どもは遊ぶ時間が生まれます。

もしどうしても見せるなら、せめて見た時間の3～5倍の時間を外遊びや、ほかの人と一対一で行う関わり遊びに費やすように、ぜひ努力してください。

テレビやビデオが引き起こすタイプの言葉遅れの症状は、早く気づけば、言葉が獲得され、基本的には治すことができると私は考えています。しかし、大切なのは早期発見ではなく、そうなる前に「テレビやビデオをできる限りやめる」という予防をすることです。

（出典：「子どもたちの幸せな未来④子どもを伸ばす家庭のルール」）

テレビをやめると家族がよみがえる

清川輝基《きよかわてるもと》（ＮＰＯ法人子どもとメディア代表）

乳幼児のメディア接触時間

最近、子どもが2～3歳になると親がテレビゲームを教えたり、生まれてすぐに子育てビデオや早期教育ビデオを流し続けるというように、電子映像メディアとの接触が限りなく低年齢化しています。

２００４年、長崎県佐世保で起こった女子小学生の同級生殺害事件の後に、文部科学省はどうしたらこうした状況に対応できるかという調査をしました。その結果、「児童生徒の問題行動対策重点プログラム（最終まとめ）」を同年（平成16年）10月にまとめました。そこでは「お互いの考えや気持ちを伝えあう力を高め、生活上の問題を言葉で解決する力を育てる」と書いてありますが、このことは電子映像メディアでは絶対に育てることができません。

それから「衝動的な行動抑制のためのプログラム等の活用の促進」として「子どもの社会性を育成し、自制心や自立心、ストレスへの対応力を含む自己指導力やモラルを高めるため、多様で効果的なプログラムなどを広く収集し、その情報を学校や教育委員会等に提供し、その活用を促進する。」とも書いてあります。

脳科学者が最近、自分にブレーキをかける働きをする前頭前野《ぜんとうぜんや》について研究していますが、この前頭前野も電子映像メディアでは育ちません。身体ごとぶつかり合ったり、声を出して本を読んだりすること、あるいは、身体の高度な運動でしか育たないといっています。そういうことをやらなければ、欲望や感情にブレーキをかける脳の働きは発達しないと。これは体験が重要だということです。

生や死に対しての感覚もそうです。

ある番組で殺された俳優が、別の番組で歌を歌っているのでは、生や死についての感覚がおかしくなるのは当たりまえです。にもかかわらず、そういう映像を、0歳、1歳から見せているのです。

最近のテレビゲームでは、アメリカの新兵教育のソフトがネットゲームの世界で使われています。人を平気で殺せるようにする心理をアメリカの新兵に植え付けるためのソフトで、子どもたちが公共の図書館やコミュニティセンターで、そして自宅のパソコンで遊んでいるのです。カエルやヘビを殺すという実体験をしたり、自分で痛い目にあった後でこういうゲームをしているのであれば違うでしょうが、0歳、1歳の時から見せられているのです。

文科省も実は何が必要か、何が問題なのかはわかっています。けれども学校でやれることは限りがあります。学校に入学してきた時にはもう結果が出てしまっているからです。厚生労働省の統計では、現在、2歳児までの84・5%は在宅育児です。その在宅育児の段階でメディア漬《づ》けが始まっています。

「三つ子の魂百まで」といいますが、三つ子とは満2歳のことです。2歳までの経験は記憶としては残りませんが、一生を規定するような体験です。この時期に豊かな人と出会い、自然と出合うのではなく、室内で電子映像と機械音を聞く時間が圧倒的に多い子どもたちがどうなっていくのかの結果が、いま出ているのです。

小学校の現場で子どもたちともっとも良く接触している養護教諭たちによれば、子どもたちは学校が楽しくない理由として「友達づきあいが疲れる」「まわりの声がうるさい」と答えているそうです。つまり、機械音は心地よく、生の人間の声はうるさい、生の人間とつきあうのは面倒くさいというのです。

電子映像を心地よいと思い、電子音を心地よいと思う。そうした脳の神経回路を形成するのは0歳1歳2歳の時の長時間のテレビ、ビデオ、ゲーム接触です。その結果が、小学生以降にいまのような結果として出ているといえるでしょう。

テレビの安全性は証明できていない

テレビなどの電子映像メディアの問題について、「何万人という子どもたちがテレビやテレビゲームをしているのに、犯罪などを起こしているのは一部にすぎない。その一部によってみなにテレビやテレビゲームへの接触を規制しようするのは問題である」といった意見があります。

もちろん、メディア接触だけが問題だとはいえないでしょう。他のファクターもあるに間違いありません。そこで、NHK放送文化研究所は、2002年に生まれた1300人の赤ちゃんの12年間の追跡調査を始めています。このくらいの時間をかけないとどういった関係があるのかわからないからです。いま3年目に入った段階ですから、どういうデータが出るかはわかりませんが、もしも何か悪い影響があることがわかったとしても、その時にはすでに誰にも責任が取れない状況になってしまっているのではないでしょうか。わからないのに、「必ずなるわけではないから……」というのはあまりに無責任であると私は思います。

お酒を少し飲んで酔ってしまう人もいれば、いくらでも飲める人がいるのと同じようなことがあるのかもしれないのです。個体への影響はほかにもいろいろなファクターがありますし、空腹時に飲まなければ、ということもあるのかもしれません。だからといって、飲めない人に無理矢理飲ませれば危険であることはわかっているはずです。

また「電子映像メディアと子どもの心やからだの悪化を関係づける科学的な証拠がない」と主張する〝学者〟と称する人たちもいます。

２００４年の日本の小児科学会で、アメリカのストラスバーガーという有名な小児科医が、「テレビ、ビデオに子どもを接触させることの安全性と有効性は世界のどの国でも一度も証明されたことはない」と発言しました。安全性、有効性の証明がないということは、危険性が証明されないという以上に重要ではないでしょうか。安全性も有効性も一度も証明されたことがないものを、平気で日本の大人たちは子どもたちに与えているのです。

２００４年に学力が世界一と評価されたフィンランドでは、１９７６年の閣僚会議で子どものテレビ接触はきちんとコントロールするべきだと決め、その方針を貫いています。フィンランドだけでなく、ヨーロッパの街中では日本の子どものようにテレビゲームに没頭している子どもたちを見ることはありません。

日本では子どもが遊んだりする環境がないし、犯罪が増えているから、家に籠《こ》もらざるを得ないということもあって、メディアに頼らなければならないということもあるでしょう。車社会の発達と経済成長は子どもが遊ぶ空間であった路地などを奪ってしまいました。この半世紀で子どもが裸足《はだし》で駆け回れる空間は100分の1レベルに減らされています。大人が安全に子どもたちが遊べる空間を奪ってきたのです。そうした環境を作ってきた大人の問題が問われなければなりません。

そこを解決するためにいくつかの自治体では子育て拠点を作り始めています。たとえば東京都の武蔵野市は年間1億円かけて、「0123はらっぱ」「0123吉祥寺」という0、1、2、3歳児を持っている親子がたむろしたりできる、土があって水がある子育て拠点を作っています。

テレビをやめてみませんか

最近は、映像メディアに注意する親も少しずつ増え、テレビを消したら、ビデオをやめたら、赤ちゃんの声が聞こえた、赤ちゃんからのサインが見えた、私は見てなかったんだ、聞いてなかったんだ、という親たちの体験がたくさん出ています。

会社から帰ってきても自分の子どもの顔もろくに見ないで、テレビゲームに向き合う、土日は一日中テレビゲームをしているという父親が、ノーテレビデイをやってみて子どもの顔をまじまじと見るようになった、子どもと対話をするようになった、という例もあります。

夕食時のテレビをやめるだけで、子どもとの語らいが出てきます。何日かやっていると、子どもから「今日もノーテレビをしようよ」といい始めるケースもあります。それまでは親がテレビを見ていて相手をしてもらえなかったのに、「今日、こんなことがあったんだよ」と親に相手にしてもらえることの方が、子どもにとってはテレビよりもはるかに嬉しいからです。

各地の保育園や小学校、自治体でも、ノーテレビ、ノーゲーム運動を始めるところがどんどん増えています。そこでの親たちの反応は「やってよかった」ばかりです。子どもが生き生きと変わってくるし、4、5歳児になれば、子どもは見たいテレビが終わったら自分で消すようになります。2、3歳でビデオ漬け、テレビ漬けにしなければ、4、5歳になっても「これだけは見る」というコントロールが自分でできるようになっていくからです。

長野県池田町の3つの保育園では、ノーテレビデイを始めた最初の頃の子どもが小学生になっていますが、ノーテレビを経験した子どもと、していない子どもでは全く違う結果が出ています。ノーテレビを経験した子どもはテレビの自己管理ができるようになっています。テレビのない時間には本を読むとか、仲間と遊ぶといった経験があるからでしょう。しかし、テレビしか知らないで成長していくと、テレビを消してしまったら何をしたらいいのかわからないので、テレビを見るしかないわけです。つまり、幼少期の習慣がとても重要なのです。

毎日6時間テレビを見ている子どもと1時間の子どもでは、毎日5時間の差があるのですから1年経つとどれだけの差が出るか、誰が考えてもわかるはずです。

親の子育てのストレスをテレビで解消するのも仕方ないというバカげた意見もありますが、私はきっぱりと「やめてごらん」といいたいのです。

テレビをやめるいろいろな工夫

テレビをやめるといっても、すぐに全く見ないというのは無理でしょう。いくつかのコースを作って実行するのがいいでしょう。

- 食事時だけテレビをやめてみる。
- 朝は見ない。
- 夜9時まではテレビをつけない。
- 週に一日は全くテレビをつけない、ゲームをやらない日を作る。

・月に一日は全くテレビをつけない、ゲームをやらない日を作る。

などいろいろな方法が考えられます。

子どもの主体性も必要ですから子どもと相談して、お父さんも入って、「じゃあこれをやってみよう」と始める「ノーテレビ、チャレンジ表」を作ってみてはどうでしょう。できた時には四つ葉のクローバーを塗る、半分できたら半分塗るといった工夫をすれば、チャレンジする楽しみもできます。

あるいは、布きれで「今日はノーテレビの日」という幕を作るもの有効です。というのは、ノーテレビの最大の妨害者はどこの家でも父親だからです。テレビをやめても、子どもは最初はつけようとしますが、3日くらい経つと、他のことで遊ぶようになってテレビのことをいわなくなるのが普通です。しかし、慣れないのは父親です。幕を作ると、父親も幕をめくってまで見ようとはしなくなります。子どものメディア中毒は5年や10年ですが、大人は30年か40年ですから、中毒から脱出するのは大人の方が大変です。実は、大人は子どもをいいわけにして自分が見ているケースも多いのです。

「テレビをやめよう」というと、「現代社会でテレビを否定するなんて……」と批判する人がいますが、そこには誤解があります。

私たちは、「子ども期はテレビ、ゲーム、ビデオ、パソコンよりも、やらなければいけないことがある」といっているだけです。大人が娯楽のために、世界について知るためにテレビを見るのは必要です。そのことについては何も否定していません。

あくまでも、「子どもの脳や感覚器官、身体が発達する時期に、何が必要で不必要かを真剣に考えたならば、電子映像メディアは不必要である」「心や身体、人間への信頼感、言語能力、筋肉もすべてがだいたい小学校の中学年くらいまでに決まるのですから、それまではやめよう」というだけのことです。

親にとって必要な番組は、ビデオに録画したり、子どもがいない時間に見たりするなど、子どもが見ないようにする工夫はできるはずです。

あなたの家でも、一度テレビをやめてみませんか。きっと家族が変わります。

（出典：「子どもたちの幸せな未来⑥免疫力を高めて子どもの心と体を守る」）

テレビ・ビデオに頼らない子育て

内海裕美（小児科医、吉村小児科院長）

テレビを消したら子どもが見えた

近年、テレビやビデオの視聴時間について、統計では見えにくい極端な例がとても増えています。平均値では、昔からほとんど変わっていないように見えますが、テレビやビデオの視聴を控えている家庭がある一方で、朝から晩までつけっぱなしのような野放しな家庭があり、テレビやビデオをほとんど見ていない子どもと、非常に長い時間見ている子どもの比率が極端に分かれています。医療の現場では、その比率を見過ごせなくなっています。それに加えて、乳児期の早期ビデオの問題も増えてきています。

たとえば、お母さんたちに子どもたちの日常生活の様子を尋ねてみると、「うちの子は夜寝ないんです」というので、「何をしているんですか？」と聞くと「ビデオを見ています」「ビデオを消すと子どもが泣きます」といった答えが返ってきます。「子どもが泣かなければいい」と思っているお母さんは、ビデオをつけていると子どもが泣かないからと一日中、ビデオを見せ続けているのです。

しかし、内心では（これではまずい）とも思っています。誰かが正面から「それはまずいよ」「やめなさいよ」とはっきりいってくれればやめられるのだけれど、いいのか悪いのかわからずに不安のまま、子どもの機嫌を取るために見せ続けています。

私が「それはやめた方がいいですよ」とアドバイスをし、「こうしたらやめられるよ」と後押しをして、ちょっとがんばってもらうと、小さい子どもほどそれほど問題なくやめられます。そして、やめてみると、子どもが早く寝るようになり、早く起き、食欲が出てくる、動きがキビキビしてきたなど、目に見えて変わってきます。ほとんどのお母さんは「やめてよかった」といいます。また、テレビを見なくなって忙しくなくなった、時間の余裕ができたというお母さんも少なくありません。忙しいと思っていたのは、テレビに時間をとられていたからだったのです。

こうした変化はテレビを長時間見たことが原因ではなく、テレビに育児を任せている親の育児への態度が影響しているのではないか、という議論もあります。しかし、テレビに育児を任せている親は、テレビやビデオを消すことでできた時間に、何か別のことをしなければなりません。それによってお母さんの態度は変わってくるのです。

ある小学生に「親子の会話はありますか?」と質問したところ、子どもは「ない」というのですが、親は「ある」といいました。会話の中身を尋ねてみると、親が話しているのは子どもへのお小言《こごと》だったり、「宿題やったの?」という話ばかりで、子どもの話はテレビを見ながらうわの空で聞いていることがわかってきました。

心がテレビの方にいっていたために、親は子どものいうことを聞いているつもりでも、子どもからすれば聞いてもらっていないという感覚を持っていたわけです。

多くの母親が「テレビを消したら子どものいうことがよくわかるようになった」「私の子どもはこんなにおしゃべりだったんだ」と驚きます。子どものことがよく見えてきた、子どもはこんなにも私に向かって発信していたのだ、ということがつかめて、お母さんの子どもへの関心も呼び起こされています。こうした親子の様子を見ていると、学問的な分析・研究によるデータが十分とはいえなくても、テレビやビデオの視聴の影響が子どものあるべき姿にもっとも大きな影響を与えていることは間違いないと思います。

テレビをやめると子育ては楽しくなる

テレビを見る時間を減らすには、何を目的にスイッチを入れるのかを意識することから始めるといいと思います。「朝、テレビをつけていますか?」と聞いてみると、特に目的がないのにテレビをつけている場合がありますが、時間を知りたいのなら時計を、ニュースを見たいのであれば見終わったら消す、ドラマを見たいのであればビデオに撮って赤ちゃんが寝ている間に見るというように、自分で工夫してみるといいと思います。

子どもが3歳くらいになると「ビデオを見たい」といって騒ぐようになります。そういう時は、「外に行ったらどうですか」とアドバイスします。子どもは外に行ってまでビデオを見たいとはいいません。外で過ごして帰ってきてビデオを見たいという時は「見てもいいけれど、30分したらやめようね」といってちょっと我慢をさせれば、有効なしつけの手段になります。

「見たい！」といって泣いても、親としてがんばってほしいのですが、どうしてもがんばれないのならば、ビデオを見えないところに片づけることをお勧めします。2〜3歳であれば、「ビデオないねえ」といいながら、家中を探して歩けば、子どもは簡単にあきらめます。あるのに我慢しなさいというのは無理ですから、お昼寝をしている時にでも隠してしまって「ビデオないね。おかしいね」といって一緒に探せばあきらめると思います。

それから、ご飯の時はやめましょうと決めたのに、ちょうど見たい番組があったなら、食事の時間を動かすことを考えてもいいでしょう。

夫や同居している家族が見たがる時は、別な部屋で子どもと遊んでいてもいいですが、おじいちゃんやおばあちゃんが食事の時にどうしてもテレビを見るのであれば、お母さんだけは子どもに目線を向けて話をするというように、できることから始めることが大切です。柔軟に対応していけばいいのです。

テレビやビデオを見せないと、子どもがうるさくて家事ができないという方がいますが、お手伝いをしたくなる1歳半や2歳くらいになったら、「洗濯物をお母さんに手渡して」といって、一緒に家事をすることをお勧めします。そんなことをしていたら手間がかかるからと、子どもをテレビに預けて家事をさっさとやろうとすると、子育ては楽しくなりません。子どもと一緒にお米を研《と》いだり、子どもにお茶碗を運んでもらうのは、手間はかかりますが、子どもはそこでいろいろなことを実体験として覚えていきます。

テレビがついていなければ、子どもは家事や手伝いに自然に巻き込まれます。へたくそでも、洗濯物をたたむという子どもと一緒の時間が生まれます。すると、子どもも楽しいし、親も楽しくなってきます。子どもにテレビを見せている間にお母さんが全部やってしまうのは楽ですし、効率はいいのかもしれませんが、何も生みだしません。ちょっと我慢をして、メディア漬けから脱却すると、子育ての現場はかなり楽しくなります。せっかく子どもといるのですから、子どもといることを楽しんで欲しいと思います。そのためにも、「テレビを消してごらん」といいたいのです。

（出典：「子どもたちの幸せな未来④子どもの心と脳が危ない！」）

テレビを消して、失敗を恐れない子育てを

大澤真木子（小児科医、東京女子医科大学教授）

10歳まではテレビ、ビデオはひかえて

乳児期にテレビ漬《づ》けだった子どもがときどきいますが、そうしたお子さんの中には、自閉症のような症状を示してしまうケースもあります。言葉の発達が遅いからと来院されて、診察中も自閉症のお子さんのような動きなのですが、よく話を聞いてみると、１日10時間以上テレビを見せているとか、起きている間中テレビをつけっぱなしにしていることがあります。それをやめて頂いたら、ごく普通のお子さんに変わったという事例もあります。

赤ちゃんは外からの刺激に対して、常に反応しています。何かを見つけて、おもしろいと思った時は、必ずお母さんの顔を見てサインを送ります。それに気づいたお母さんが「おもしろね」とか「○○があったね」と声かけをしますと、赤ちゃんは満足します。

しかし、機械やテレビは、子どもが反応しても何もリアクションを示しません。その状

態が続くと、まわりに反応しない子どもになってしまいますが、早い時期にそれに気づいて修正すれば、もとに戻ります。

自閉症はすべてが環境によるわけではなく、本人の病的状態もあるわけですが、部分的には環境が加味されることもあるのです。

また、幼児期は神経の回路がいろいろとできあがっていく時期です。5、6歳までの子どもに落ち着きがないのは、この時期に脳の神経細胞にあらゆる回路が通っているからです。成長するに従って、よく使われる回路と使われない回路が区別され、使われない回路はだんだんとなくなっていきます。小学生くらいになって落ち着きが出てくるのは、使われない回路がなくなったからです。

5、6歳のころまでにテレビゲームなどをやり続けたり、テレビ漬けになっていると、機械と向きあっている回路ばかりが発達して、人とコミュニケーションがとれにくくなってしまいます。また、ゲームをしている時は、思考ではなく反射神経だけで動いていますから、脳の前頭葉の発達が鈍くなるといわれています。前頭葉はいろいろな情報を集めて、総合的に考えて判断していく回路です。

子どもの神経系が育つ時期や心が育つ時期は、人生のうちでも限られた時期です。最低でも1歳まで、少し欲をいうと3歳まで、もう少し欲をいえば6歳まで、できれば10歳くらいまでは神経系にとっても重要な時期ですから、大切にしてください。

失敗を恐れない育児

私たち小児科医には、親と子どもが診察室に入ってこられた瞬間から、その親子のやりとりや挨拶の仕方、洋服の脱ぎ着の介助、子どもへの注意の仕方などを見て、親子関係がわかることがあります。

赤ちゃんの場合は、お母さんが不安に思っていると、お母さんの息づかいや動悸《どうき》、赤ちゃんの抱き方がいつもと違いますから、赤ちゃんもそれに反応して落ち着かなくなります。逆にお母さんが安心していると、赤ちゃんもニコニコしながら診察を受けてくれますから、私たちはまずお母さんが安心できるように心を砕《くだ》きます。

特に上昇志向の強いご両親にありがちなことですが、親御さんからの子どもへの注意の仕方があまりに細かくて、子どもが機械のようになっている時は危うさを感じます。

風邪の治療などでみえても、それとなく「もっと自由にのびのびと」とか「子どもに失敗をさせることを恐れてはいけない」といったアドバイスをすることがあります。子どもは寛大に対応すると、だんだんと自分で自分の身の律し方を学んでいけますが、いつも怒られて、がんじがらめにされていると、親の目の届く範囲ではおとなしくしていたとしても、そこから解き放されたら何をするかわかりません。

子どもが気持ちよくいろいろなことができるかどうかは、とても大事なことです。しばしば「子どものやる気を育てるにはどうしたらいいのか」といわれますが、大事なのは信じることと褒《ほ》めることです。子どもが何かをいった時に、その子どもに目を向けて、その子どもの楽しみや苦しみを共感して受け止めてあげる。そうすれば、子どもの苦しみは半減し、喜びは倍になります。

子どもの視点に立って考える習慣のある私たち小児科医は、子どもの体と心は切っても切れないことをよく知っています。

親は、忙しいとつい、自分のいいたいことだけを子どもにいい、やらせたいことだけをいって守らせたり、禁止します。そして、子どもからのサインを無視してしまいがちです。でも本当は親は子どもに球を投げるピッチャーでなく、子どもから投げられる球をいつでも受け止められるキャッチャーになるべきです。親がピッチャーの役ばかりで、球を拾いに行くのが大変な子どもを見かけることが増えてきました。子どもは球を投げたくても、お母さんがいつも投げる体制では、キャッチしてもらう機会がありません。

子どもが歩き始めた時に、よちよち歩きをしていて転んで、痛くて泣いても、お母さんが笑顔で見守っていて「痛いね、でもがんばって」といってくれたら、子どもは癒《いや》されて、また歩き始めます。

でも、子どもを転ばせたくないからと、あれをしてはだめ、これをしてはだめと囲っていたら転ぶ体験ができません。転んだら痛いということを学べなければ、どうしたら転ばなくてすむかということは決して考えないでしょう。

現代では誰もが傷つきたくないからと、とても気をつかっています。そして、その分、完璧主義になっている気がします。

子どもが失敗をしながら育っていくように、親も失敗をしながら育児をしていけばよいと思います。いくら本を読んでも、いくら人から話を聞いても、自分の行動は変えられません。失敗の過程で自分で気がつき、納得して心が動かされなければ、行動は変えられません。どうぞ失敗を恐れないでください。

（出典：「子どもたちの幸せな未来を考える⑦心と体を健やかに育てる食事」）

第3章

免疫力、自然治癒力を高める生活習慣

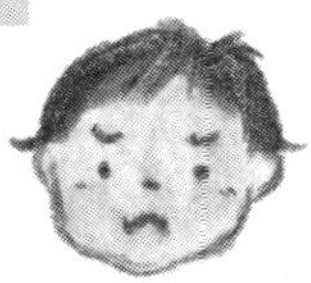

病気を自分で治す自然育児

真弓定夫（小児科医、真弓小児科医院）

病気にならない環境づくり

子どもが病気になると、すぐに病院に連れて行き、注射や薬をもらわないと落ち着かない親御さんがいますが、病気は子どもが自分で治すものだ、ということをまず知っていただきたいと思います。

わかりやすいように感染症について考えてみますと、多くの病原体やウィルスは高温に弱く、低温に強い特性があります。例えばO―157は摂氏《せっし》72～73度では2～3分で死んでしまう菌ですが、冷蔵庫の中では生きています。そうした菌が体に入ったらどうなるでしょうか。体は菌を殺そうとして体温を上げます。ですから熱が高ければ高いほど早く治るわけです。体温が39度、40度になった時に、解熱剤を使って体温を下げて喜ぶのは子どもではありません。体の中のばい菌です。

お腹の中にばい菌が多いと体は早く外に出そうとしますから下痢になります。ですから下痢の回数が多ければ多いほど早く治ります。そこに下痢止めを使うと、ばい菌がどんどん増えてしまいます。突然死で圧倒的に多いのは、こうした逆さまの治療が原因です。熱が出て下痢をしてる時に早く熱を下げ、下痢を止めるために薬を飲むと症状がとれるので1日で治っているように見えます。

しかし、同じ病気でも私のところにこつこつ来てくださる方は4日かかって治します。でも、薬を飲んで治した子どもは同じことを年間に何度も繰り返しますが、4日かかって治った子どもは、病気にかかる頻度《ひんど》がだんだんと低くなっていきます。私の患者さんはみんなこうしたことを体験的に知っています。

問題は体温が普段から低い子どもです。低体温の子どもは病気を自分で治しにくいので、医者にかからなければなりません。子どもの普段の体温は最近になるにつれてどんどん下がっていますが、その最も大きな原因は、外気と家の中の温度差です。そこで、外気と室内の温度差を少なくし、薄着の習慣をつける自然育児が大切になります。

室温は外気温±5度以内に

住居は子どもの健康に大きな影響を与えます。最近は暖房や冷房を重視して気密性の高い住宅がよく話題になりますが、私は通気性が大事だと考えています。北海道などの厳冬の地域では、ある程度の気密性は必要だと思いますが、本州などのように高温多湿な地域では、ヨーロッパのような気密性は必要ないと思います。

室内の温度と外の温度の差があまり激しくなりすぎることは健康上、決して望ましいことではありません。外と内の温度差が少なければ少ないほど体はうまく適応できるからです。子どもの場合は、摂氏5度の差があるだけでも体調が狂い、風邪をひきやすくなります。

冷暖房の完備した現代の生活では子どもの体はだんだんと弱くなり、弱くなるから冷やしたり暖めたりして、さらに弱くなるという悪循環に陥《おちい》っているのではないでしょうか。

部屋の温度の目安としては、子どもの場合は外気温プラスマイナス5度内、大人の場合はプラスマイナス10度内で十分だといわれています。ただし、外気温がマイナス5度、マイナス10度の地域で0度やマイナス5度でいいはずはありませんから、最低でもプラス5度くらいの室温は必要です。

小さいときに寒さにさらさないことばかりを考えるのではなく、子どもの体に抵抗力がついてくるような生活環境を心がけましょう。

親のイメージで子どもは病気になる

子どもの病気は心の問題が８割ですから、マイナスイメージを子どもに送らないことも大切です。暖房のきいた部屋の中でテレビゲームをやっていて、鼻水すら出ない子は弱い子どもです。一方、外が０度で雪が降っている時に、薄着で飛び回っていれば鼻水が出るのは当たり前です。ところが、鼻を垂《た》らした元気な子どもに、風邪を引いたといったマイナスイメージをお母さんが与えると、本当に風邪になってしまいます。最近のお母さんは、さらにアレルギー性鼻炎だとか、花粉症だと思ってしまいます。

大事なのは病気の知識ではなくて、知恵です。病気に対する余分なイメージを取り去り、知恵をしっかり持った上で、病気のことを知れば、安易に医者に行かなくてすむようになるでしょう。

医者に寄りかかってはいませんか

繰り返しますが、病気は医者が治すのでも、薬が治すのでもありません。患者さん自身が治すのです。私は「小児科は病気を治すところではありませんよ」とはっきりといっています。子どもが治す、それも治すのではなくて、治るのです。大事なのは、治るような環境づくり、それ以前に、病気にならないような環境づくりを親がするということです。どんなものを食べ、どんなものを着せるか、何を整えるのかが親のつとめです。そういうことに対して、私は多少は経験を積んでいますから、アドバイスをするアドバイザーなのです。

私の病院に初めて来院される方には、こうしたことをある程度説明しなければなりませんから、少なくとも30分はかかります。残念なのは、私と同じ様なことを他のお医者さんがやってくれないことです。30分話しても全く収入にはなりませんが、薬を出せば収入になるからです。そこを根本的に変えないと、患者さんばかりは責められません。しかし、「医者にかかる」という言葉の「かかる」が、「寄りかかる」になっていないか、全部医者にゆだねていないかどうかは考えてみてください。

戦前の育児は体験を通じた育児でした。しかも、大勢の子どもを本も読まずにひたすら感性で、別の言い方をすれば本能で育てていました。現代は体験するのは大変ですが情報はありますから、取捨選択をしっかりすることです。何が正しい情報かと判断するには、マスコミの情報なのかミニコミの情報なのか、経済発展を主体としているのか、子どもの健康を主体としているのか、そこを見分ける目を培《つちか》って欲しいと思います。

『宇宙船地球号』という素晴らしい発想をしたバックミンスター・フラーというアメリカ

の数学者は「もろもろの汚染の中でもっとも恐ろしい汚染は消費者の頭の汚染である」といっていますが、私もまったく同感です。

子どもの本質を長い目で見る

動物としての本能を大切にしていくことはいくつになっても大事ですが、特に5～6歳までが重要です。デズモンド・モリスというイギリスの動物行動学者によれば、動物としての人の子どもがお母さんに対する要求は次のようだといいます。

1歳までは、Hold me tight.「しっかり抱いて欲しい」。1歳になったら、Let me down.「下に降ろして欲しい」。6歳になったら、Let me alone.「一人になりたい」、親から離れたがるようになる。

今のお母さんは、昔に比べて、おんぶ、だっこ、添い寝が減っていて、アメリカ人の3分の1しか抱いていないそうです。1歳まではろくに抱いたり、おんぶしたりしないで、子どもがお母さんから離れましょうといっている時になって抱き寄せているとしたら、それは子どもの成長の反対です。

大きな病院に行くと、内科と小児科が分かれています。同じような症状でも、大人は内科、子どもは小児科に行きます。それは子どもと大人は全く違うからです。体温も血圧も違います。内科と小児科は一般の方が考えている以上に違うのです。つまり、子どもは決して大人のミニチュアではありません。

ですから、子どもを見る時には、子どもの全体を捉えなければなりません。そして、子どもの本質的なことを捉えることです。

さらに、子どもは長期的に見てください。ぶつ切りにして点で捉えたり、こういう子だからとレールを引かないで、長い目で見てください。全体的に見る、本質的に見る、長期的に見る。その時の中心はあくまでも子どもです。

小説『橋のない川』を書いた住井すゑさんは、「〝子育て〟をしてはいけませんよ、〝子育ち〟です」といいました。子どもたちは一人ひとり見事に違う「子育ち」をしています。親も子どもも先生も一人ひとり違い、医者も患者も一人ひとり違うのですから、対等でなければならないのですが、現代は医者が中心だったり、教育者が中心だったりして、子どもを見ていません。

私の医院に来る子どもに不登校児が増え続けていますが、圧倒的に多いのは問題が子どもにではなく、親や教師にある場合です。親の押しつけになっていて、目の高さが違っています。学校でも、教師の一方的な押しつけになっています。ようするに、子どもの個性や生徒の個性を親や教師が認めていないのです。それは自然の育児ではありません。

私は大学病院に6年間、救急病院に13年間勤め、多い時は1日に100人以上の患者さんを診てきました。しかし、どんなに一生懸命働いていても、病気も患者さんも減りませんでした。それは、いまの医療が病気という火事を消すことしかやっていないマッチポンプだからです。そこで、自然な子育てをやってみたら、想像以上に患者さんが減りました。ですから、私は「治さない医療と教えない教育」ということをいい続けています。自分で治す医療、自分で考え実行する教育、それが、自然な子育ちです。

（出典：「子どもたちの幸せな未来を考える２ “育児”“子育て”自然流って何だろう？」）

自然な環境が子どもを強くする

真弓定夫（小児科医、真弓小児科医院）

子どもをペット的にしていませんか

私は1961年から1974年までの13年間、現在の東京都西東京市にある小学校の校医をしていました。当時の学校には、多い時は1200人の児童がいましたが、気管支喘《ぜん》息《そく》児は1人か2人くらいでした。アトピー性皮膚炎は限りなく0が続いていて、小児科医院を開業した1974年ころでも、8～9人くらいでした。いま、喘息児がいないクラスはありません。この前、ある学校では、30人のクラスで8人が喘息児だと聞きました。

動物にはアトピーはありません、喘息もありません。ただ、ペットや動物園に飼われている動物にはあります。だから私は「子どもをペット的にしていませんか」というのです。

私たちは哺乳動物ですから、基本的には哺乳動物の子育てと同じ子育てをすればよいわけですが、あえて「自然流子育て」といっています。それは、私たちが「根本的には動物である」ということを忘れてしまっているからです。しかし、育児では人間としての部分よりも動物的な部分、いい換えれば、本能的な部分が非常に大事です。他の動物は「自然」といわなくても、自然な育児をしています。

現在、一般的にいわれている育児の大部分は、子育ての知恵ではなく、商業ベースでなされています。そうではない、自然の法則を大事にした子育てが、育児の知恵であり、自然流育児です。その意味で「自然流」とは「当たり前」ということです。

「人間づくり」は大事ですけれど、それ以前に大事なことは、人としての根や幹を作る「人づくり」です。つまり、日本人としてどんなものを食べたらいいのか、どんなものを着せたらいいのか、どんな住まいで、どんな生活のリズムで暮らしたらいいのか。それらをしっかり作ってから、徳育や知育の教育に入っていけばいいのに、現代はその土台ができてないところに枝葉ばかりを繁《しげ》らせようとしています。ですから、子どもたちが歪《ゆが》んでしまうのです。

命はずっとつながっています。そして見えるものと見えないものがあって、大事なのは見えない部分です。そこに、自然流育児が大切な理由があります。

飽衣飽食《ほういほうしょく》、病のもと

産婦人科の先生方には顰蹙《ひんしゅく》を買うかもしれませんが、私は、病院での出産が自然な育児を妨げるおおもとになっていると考えています。もちろん、産院の中でもしっかりした自然のお産をしている病院もありますが、極めてまれです。

戦前は、ほとんどが自宅での自然な分娩でしたが、いまでは誘発剤を使ったり帝王切開をしたりするのが当たり前になっています。大多数の病院で出される妊婦さんや産婦さんへの食事が、日本人に本当に合っているかどうかという問題もあります。人が住む場所としては自然なのは窓が開いていて空気が通っているところですが、病院の環境がそうなっているかどうかも問題です。

物音はどうでしょう。テレビとラジオの音にも問題はありますが、テレビやラジオは声や音楽が流れているからまだいいでしょう。赤ちゃんに負担になるのは、例えばクォーツ時計の音や蛍光灯の音、冷蔵庫の音です。そういったものは、どれも自然にはないからです。

生まれる前の子どもの動物的な本能は非常に高く、おなかの中ではお母さんやお父さんの声を（音としてではなく）波動として聞いたり、家の中にある物音を聞いています。自宅分娩ならば、そうした「声」を聞いたまま生まれますが、病院ではそういった「声」は全く聞こえません。それまでと全く別の環境の中に放り込まれてしまいます。しかも、それまで聞いたことのない看護婦さんやお医者さんの「声」を聞くことになります。それが赤ちゃんにとってどんなに大変なことか考えてみてください。

お母さんにとってお産が大変なのはよくわかりますが、赤ちゃんが生まれれば一段落できます。しかし赤ちゃんは生まれてからが大変です。体温を維持しなければいけない、呼吸をしなければいけない、胎便を出さなければいけない、もろもろです。そうした時にお母さんの「声」が聞こえ、お父さんの「声」が聞こえ、おなかの中にいた時と同じ様なまわりの音が聞こえると、赤ちゃんの心は癒《いや》されます。

それから、病院の部屋は明るすぎないでしょうか。夜になったら暗くなるのが自然なのに、夜でも明るいことは、赤ちゃんにとってはマイナスの要素になります。私の診察室に新しい患者さんが入ってくると、最初に「先生のところは暗いですね」といいます。しかし、真っ白な壁や明るすぎる病院は、むしろ子どもに不安感や恐怖心を与えます。診察室は薄暗く、ご家庭の普通の部屋のような感じでなければおかしいわけです。

私は子どもの成長には胎児期が大事だと繰り返し話しています。胎児の重さは、生まれるまでに受胎した時の30億倍くらいになりますし、その形もどんどん変わっていきますが、生まれてからは体型はちがっても形そのものは変わりません。体重もせいぜい30倍、90キロくらいまでです。そう考えると、生まれる前がいかに大事かわかるでしょう。

「飽衣飽食《ほういほうしょく》、病のもと」といいますが、子どもを育てるには、食べ過ぎないこと、着させすぎないこと、暖めすぎないこと、適度な明るさと適度な静けさが大切です。

このように見てくると、自然な育児とそうでないものの違いがわかっていただけると思います。

つまり、自然流子育てとは「動物（本能といってもいいですけれど）に学びましょう」ということです。動物に学んで、動物を超えて人として完成していくのが自然流子育てです。本能や自然の能力を維持し続けておいて、そこに人間的な要素を付け加えていくのです。

（出典：「子どもたちの幸せな未来を考える2 〝育児〟〝子育て〟自然流って何だろう？」）

発熱は悪いことばかりではない

高草木《たかくさぎ》　護《まもる》（医師、平河町クリニック）

子どもの発熱に解毒剤は好ましくない

最近は現代医学でも、病気による発熱をポジティブに捉えなければいけないといわれるようになりました。それは、一つには発熱によって細菌やウィルスの住みにくい環境が体内にできるので、薬や注射によって簡単に熱を下げてしまってはいけないということです。もう一つは、解熱剤や鎮痛剤の副作用によって、致死的な病気をもたらすことがあるからです。

日本はどちらかといえばいまだに解熱剤や鎮痛剤をよく使いますが、世界では小児への解熱剤の使用は大変限られてきています。こうした考え方が臨床の現場にどれだけ浸透しているかは疑問ですが、おそらく小児科ではかなり浸透しているはずです。ただし、38・5度以上の高熱の場合には、やはり解熱剤を使うというのが一般的な流れであろうと思っています。

私自身はほとんどの熱は無理に下げてはいけないという立場をとっています。麻酔薬によって引き起こされる熱や、熱中症のような非生理的な熱は医療機関できちんと治療を受けないと死に繋《つな》がりますから別ですが、普通の感染症によって発せられる熱は、解毒剤で無理に下げてはいけないという考えです。私はここ十数年間、自分から患者さんに解熱鎮痛剤を出したことはありません。

病気をバカにしたり、やせ我慢をするのもいけませんが、子どもの体にとって必要があって出している熱を、解熱剤を使って無理に下げてしまうことは、子ども自身の本来の仕事を頓挫《とんざ》させてしまうことになります。病気は頓挫させるのではなく、克服することが大事です。それが、免疫力や抵抗力といった意味での「体の強い子ども」を育てることに繋《つな》がっていくのだと思います。

数年前に登場して話題になった薬に、抗インフルエンザウィルス剤があります。インフルエンザは学級閉鎖はもとより、脳症が出たり、死ぬ人も出る怖い病気です。抗インフルエンザウィルス剤は熱を下げるだけの解熱剤とは違い、インフルエンザのウィルスを殺してしまうために大変よく効き、劇的に熱が下がるそうです。でも、短い時間のスケールで見た時には得をしたように思いますが、長いスパンで見た時には、マイナス面が出てくる可能性もあると私は考えています。いつか、それが証明される日が来るかもしれません。
（注・最近、肝機能障害の出現が話題にのぼって来ました）

熱を出したら温める

子どもは一人ひとりみんな違いますから、子どもが熱を出した時の対処に決まり切った対応があるわけではありませんが、基本的には熱を加えてあげることです。暑がるからと冷たい飲み物や氷をあげるのではなく、温かい食べ物や飲み物をあげて体を温めてあげる。温かいお茶やお湯にネギやショウガなど、より体を温めてあげるような成分を入れるとさらによいでしょう。自分が子どもの頃にやってもらったことや、生活の中で学んだ知恵など、熱の対処方法にはいろいろな方法があっていいと思います。その家伝来の民間療法でよくなることもあるでしょう。普段からアンテナを張って、そういう知識を蓄えておくとよいと思います。

わが家の場合は、足湯をしたり、ネギ味噌やカモミラ（カモミール）のお茶などを使っています。それもでもだめなら漢方薬を使います。

吐《は》いたり下痢をすることがなく、あくまでも熱だけでぐったりしていたり、少しの鼻水や咳《せき》が出るくらいなら、こうした「治療」をやりながら少し様子を見て、特に重大な変化がなければ、いわゆる「風邪」だと見きわめられていくでしょう。

この時に大事なのは、どのくらいの割合でオシッコが出ているかを確認して、脱水に陥らないように、ぬるま湯などで常に水分を補給してあげることです。そしてなにより、こまめに子どもの様子を見てあげることが重要です。

吐いたり下痢をするようであれば、医者に連れて行かなければなりません。子どもの脱水は急激に悪くなって命とりになることもあります。腹痛や下痢といったおなかの病気は、急激に悪くなったり、大きな病気を抱えることが多いので、医者にとっても怖い状態です。

よい小児科医の探し方

はしかや風疹であれば、信頼できる医者に連れて行って指示をあおぐのが一番です。いたずらに医者を嫌い、全てが自分で対処できると思うと大変なことになります。

いずれにしても、親は自分でできる範囲をある程度は押さえておいて、できない時には素直に医者に頼む。そういう時に、いつでも行ける、信頼できる医者を日頃から探しておくことです。

若いお母さんの場合には、最初からそんなにうまくいかないでしょうから、お医者さんに叱られたりして、経験を積みながら知識を増やしていくことです。よい医者を探して、その先生に鍛えられながら子どもを見る目を養ってもらうのが一番です。そのためには、特に病気でなくても月に一度くらい育児相談という形で行ったりできる「家庭医」を作っておくのがよいと思います。

よい小児科医を探すのは、現状では口コミに頼るしかありませんが、看板に複数の診療科目がある時には、最初に「小児科」と書いてあるところが一つの目安になります。「内科、小児科」ではなくて、「小児科、内科」という順序です。たとえば脳外科をやっていた医師が開業して「外科、内科、小児科」と書く場合がありますが、最初から小児科を専門医としてやっていることが大事です。それを知るにはやはり口コミしかないのですが。

日本では家庭医というものがなく、また小児科医としての専門の研修や訓練を受けていなくても、小児の診療をしているケースもあります。内科医が小児を診ることはよくありますが、中には脳外科医や放射線医が小児の診察をしていることもあります。もちろん小児科医でなくても小児科のことをよく勉強している先生もいますから一概にそうした先生が悪いといい切ることはできません。こうしたことは小児科の問題というよりも、日本の医療制度全体の問題かもしれません。

一方で、すぐに解熱剤や抗生物質を処方する医師は「おかしい」と疑った方がいいでしょう。アメリカでは、解毒剤や抗生物質は非常に厳しく制限していて、きちんとした適応がない限り出さなくなっています。また、副作用もきちんと説明することが徹底しているそうです。

私は子どもが熱を出しても、初期は家庭での対応を選ぶべきだと考えています。ありふれた熱で喉《のど》を痛がったり、鼻が出たり咳《せき》がでたりして、「風邪かな」という時に病院に連れて行ってすぐに解熱剤を出したり、注射を打つような医師にかかることの方を心配するからです。日頃、新聞の医学記事や薬の副作用による事故の記事などを読んで、基礎的な知識を身につけておけば、医者の善し悪しがある程度は見抜けるようになるでしょう。

また、「大病院なら安心」と、なんでも大病院に行く方がいますが、大病院には研修医を終えたばかりの若い医者もいれば、ベテランの医者もいます。ベテランの素晴らしい医者に出会えればよいでしょうが、今の制度では誰に当たるかわかりません。それよりも身近で信頼できる医者の方が、プラスが大きいと思います。

最近では、インターネットで多くの情報が集まります。日本では、やはり「漢方医」がもっとも適切な発熱に対する対応ができる様に思います。代替医療による方法にも優れているものがあります。

病気を「人体の知恵」として捉える

人間が生まれ、成長していく時には、肉体と心と精神と自我が調和していることが理想だと思いますが、誰もがそうした理想的な人生行路を歩むことはできません。時には逸《そ》れていくことがあります。私は、その時に軌道修正してくれるのが〝熱〟ではないかと考えています。ハーモニーが崩れた時に、もとに戻して、ハーモニーをもたらそうとするのが大人の熱ではないでしょうか。

科学的には証明できませんが、たとえば、風邪を引いてかなり熱が出てきつかったけれど、治りかけに爽快《そうかい》な気分になることがあります。私にも経験がありますが、こうしたことは、自分の中で何かが調整されたからではないかと思うのです。このように考えてみると、もしかしたら、病気というのは大変「知恵」に富んだものなのかもしれません。しかも近視眼的な知恵ではなく、人間の一生を見据えた人体の知恵なのかもしれません。

もちろん、病気になったら必要な手当はしなければなりません。免疫力の落ちている人や高齢者には、別の配慮が必要になると思います。でも、病気を人生の一つの課題と考えて、対処していくという姿勢が重要だと私は考えています。

（出典：「子どもたちの幸せな未来を考える⑦心と体を健やかに育てる食事」）

病気の子どもには水の補給に注意

真弓定夫（小児科医、真弓小児科医院）

アトピーがなかった頃に戻るには

いま、アトピー性皮膚炎のことを知らないお母さんはいません。しかし、私が小児科医になった50年ほど前には、小児科と皮膚科のお医者さん以外は、全くといっていいほど知らない病気でした。気管支喘息《ぜんそく》、アレルギー性鼻炎などアレルギー性疾患といわれるものも昔からありましたが、その数はいまとは比べものにならないほどわずかでした。その当時、アレルギー性疾患は子どもの素質によると考えられていましたし、確かに個人の素質によるアレルギーが多かったのだろうと思います。しかし、その後のアレルギー性疾患の激増を見ていると、それらは個人の素質によるというよりも、子どもたちを取り巻く環境が原因になっていると考えざるをえないと思うようになりました。

他にも、子どもが大きくなりすぎたり、本来であれば大人よりも高いはずの体温が低かったり、かつては老人病であった脳血管障害のきざしが子どもに現れたりと、ちょっと前までなら考えられもしなかったおかしなことが多すぎます。いまでは誰もが知っている自閉症も、かつては専門医でない限り、医者でも知らなかった病気です。こういったことは衣食住のすべてがあまりに自然からかけ離れてしまった結果であると私は思います。私はお母さんたちに、衣食住の改善をすれば子どもは病気にならないといい続けてきましたし、現実にきちんとした生活をしている子どもは「病気にならない」といっていいでしょう。

人が病気になる原因には、ウイルスやばい菌、ホコリ、食べ物のような外因と、自分で自分の体を治そうとする内的な力――免疫力や自然治癒力の脆弱《ぜいじゃく》さがあります。一般的に問題にされているのは外因だけです。内因がしっかりしていれば、外から病気の原因が入ったとしてもはね返すことができるのですが、そこへの考慮はほとんどありません。たとえば、扁桃腺《へんとうせん》炎という病名がついたとしても、のどの炎症という個別の病気を治すという考え方ではなく、体を人間本来の自然の形に戻すという考え方をして、それにはどうすればいいのかと取り組むべきです。

健康と病気は対立するのではなく、健康の状態から病気の状態へ移行していくもので、その間には幅があります。いかにして健康の方の幅を持たせるかということを理解して、子どもの全体を見ることを心がけてください。多少の症状が出たからといって病気だとあわてるのではなく、健康な状態の現れだと捉えると、お母さんの対応にも余裕ができますし、その余裕は子どもにも伝わります。症状が現れ始めた時に、少しでも早く元の状態に戻そうと考えるならば、子どもが医者にかかる頻度はかなり減ると思います。

子どもの主食は水である

病気を治すというのは決して症状を止めることではなく、症状が出る前の体の状態に戻すことです。つまり、熱や下痢や嘔吐によって失われたものを足すのが基本です。こうした症状によって失われるのは大量の水ですから、上手に水を補ってあげることです。

「子どもの主食は水である」といわれるように、健康な子どもは大人よりもたくさんの水分を必要としています。大人が体重1キロに対して30~50CCなのに、小中学生では50~80CC、幼児では80~100CC、乳児では100~150CCにもなります。この中には食べ物に含まれる水分も含まれていますが、体重あたりに必要とする水分量は、赤ちゃんは大人の3倍にもなるのです。健康な時でもこれだけの量が必要なのですから、いろいろな症状が出た時にはさらに必要になります。心臓や腎臓の悪い子の場合は別ですが、そうでなければつとめて水をあげることが大切です。

（出典：「子どもたちの幸せな未来⑫年齢別の子育て・育児、なるほど知恵袋」）

第4章

元気に毎日を過ごすための健康習慣

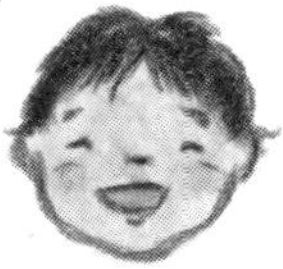

子どもの肥満は生活習慣病の危険信号

大澤真木子（小児科医、東京女子医科大学教授）

子どもの生活習慣病が増えている

生活習慣病といわれる高血圧、高脂血症、糖尿病などは、長年にわたる生活習慣（食生活や運動、睡眠など）の積み重ねや遺伝的な要因、ストレスや有害物質などの外部環境などが重なって発症するといわれています。しばらく前までは「成人病」と呼ばれていたように、加齢の影響に重きが置かれていました。しかし、いまでは生活習慣が重要であることがわかってきました。かつては子どもとは縁遠い病気でしたが、近年は生活習慣病にかかる子どもが増加しています。

子どもの生活習慣病が増えている原因としては、まず子どもの遊びの変化が考えられます。最近の子どもたちは体を動かして遊ぶことが少なくなりました。友達と遊ぶ時も、家の中で別々にゲームをしているようなことが多くなっています。

それから、働いている女性が増えていることもあって、家族そろって食事をする機会が減っていることも考えられます。自宅で子どもが一人で夕食をとる、いわゆる「孤食」が増えています。テレビを見ながら一人で食事をとると、よく噛《か》まなかったり、食事をしているというはっきりした感覚を持たないまま食事をすることになります。

精神的なことでいえば、家族で楽しい雰囲気で食べていると、過剰な食欲は抑えることができます。

お箸《はし》の上げ下げに口うるさく、叱られながら食べるのであれば、むしろ一人で食べた方がいいかもしれませんが、「今日あんなことがあったよ」とか「こんなことがあっていやだった」とお子さんがいい、お父さんやお母さんが「それはよかったね」とか「大変だったね」「我慢してえらいね」といい合いながら、楽しい雰囲気で食事をとる。家族が子どもの気持ちをありのままに受け止め、包んでくれれば、ストレスはなくなります。大人でも同じですが、ストレスがたまると過食になりがちです。

また、子どもの生活が夜型になっていることも、子どもの生活習慣病の増加の大きな要因です。夜更かしによる体調不良は運動不足を招きます。

さらに、成長ホルモンは夜、眠っている間に分泌されますから、睡眠時間が短いと分泌が落ち、背が伸びないということが起こります。成長ホルモンには血液中の糖分の量が低いとより分泌される傾向があるので、寝る前に何かを食べると、血糖が高いまま眠りますから成長ホルモンの分泌が悪くなります。また、成長ホルモンには筋肉を育てる作用がありますので、夜更かしをすると筋肉組織が十分に育たないということもあります。

夜更かしは神経伝達物質の分泌にも影響があり、イライラが起こりやすくなって、いわゆる「キレやすい子ども」になりやすいという報告もあります。

生活習慣病のもとは「肥満」

私は、特に注意しなければならない子どもの生活習慣病は、高血圧、高脂血症、糖尿病だと考えていますが、これらのもとはいずれも肥満といってよいでしょう。

日本では昔、多くの飢饉《ききん》がありました。それらの飢饉を生き延びてきた人たちは、それほど食べなくても耐えられるだけの遺伝子を持っていました。私たちはそうした人々の遺伝子を受け継いでいますので、本来、飢饉に強いのです。にもかかわらず、現代はたくさんの食べ物があふれ、簡単に食べ物が手に入ります。一方で、ちょっと手のかかる野菜類は取りにくい環境にありますから、肥満が増え、それに伴う高血圧や高脂血症、糖尿病（肥満にともなう非インシュリン依存性の糖尿病）が増えるのです。

肥満で来院される子どもは、小中学生の学校検診で指摘されるケースがほとんどです。

乳幼児の場合はホルモンの病気といった場合以外には、基本的に肥満を心配する必要はありません。しかし、小中学生になって生活習慣病になった時に、幼児期から生活習慣に注意していれば……ということがありますので、乳幼児であってもどの程度の肥満なのかを知っておく必要はあります。

乳児の肥満

乳児の体重は、生まれた時が3キロ前後で、1歳までにだいたい9キロから10キロくらいになるというのが一つの目安です。この時期に極端に増えるのは好ましくありませんが、乳児の早期の肥満は1歳になる頃にはほとんど解消しますので、それほど心配することはありません。

肥満には家族性、遺伝的な素因があり、体質も大きく関わりますから、両親が肥満体型だと心配になることもあるかと思いますが、おっぱいや離乳食を減らすのは成長を妨げることになりかねません。食事を制限するのではなく、できるだけ体を動かせてあげてください。

赤ちゃんが自分で動かないのであれば、赤ちゃん体操みたいなものをしてもよいでしょう。できたら部屋の荷物を片づけて、赤ちゃんが自由にハイハイできる空間を作ってあげてください。ハイハイは全身運動ですから、ハイハイをいっぱいして歩き始めた子どもは、腰が強くなり、立った時の姿勢もよくなり、骨にかかる負担が少なくなります。立つ姿勢は骨に負担がかかりますので、筋肉がしっかりしていないと支えきれません。

歩行器に乗ると視線が高くなって自分の世界が広がりますから、赤ちゃんの知的好奇心の促進には役に立つと思いますが、一日中歩行器に乗せるのはやめたほうがよいでしょう。一定の時間を決め、せいぜい30分位ずつ何回かに分けるくらいでよいと思います。

おっぱいについては、母乳の赤ちゃんよりも人工乳の赤ちゃんの方が肥満になりやすいというデータがあります。母乳の場合にはスキンシップがありますから、赤ちゃんの欲求の満たされ方が違うことが理由の一つではないかと思います。

ときどきお母さんから「とめどもなく飲んでしまう」という相談を受けますが、その場合、スキンシップや運動が十分にされていないことも原因として考えられます。

離乳食開始後は、食品の種類を増やして食べるようにすることが肥満を防ぐ方法です。最初の離乳食は炭水化物が主で、それからタンパク質を少し加え、やがて脂肪が入ってくるという形になると思いますが、そこに野菜を入れたり、油をたくさん使わないようにするのです。炭水化物とタンパク質は1グラム4カロリーに対して、脂肪は9カロリーですから、同じ量でもカロリーは2倍以上になります。

幼児期の肥満

幼児期になっても肥満が解消されない時は、少し注意が必要です。太っていても活動的に動いているからといって安心していると、肥満のまま成長し、生活習慣病の予備軍になってしまうこともあります。しかし、幼児期はまだ肥満の治療がしやすい時期でもあります。

まず、食事のバランスを考え、糖分、塩分、脂肪分を必要以上に取らせないようにしましょう。それらを好む食生活になっているのであれば、徐々に変えていく必要があります。また、おやつに清涼飲料水やスナック菓子などは避けましょう。

ポテトチップスなどの子どもが大好きなスナック菓子は、塩分も油分も含んでいます。最近は野菜チップスが出ていますが、カロリーは相当高くなっていますし、チョコレートもカロリーがとても高い食品です。茶碗一杯のご飯は約80カロリーですが、小さなチョコレートでも250カロリーくらい、炭酸飲料一缶で200から300カロリーもあります。ところが「飲み物ならいいかな」と見過ごされてしまっている場合が多いのです。

また、コカ・コーラや大人用のスポーツ飲料などの成分を見ますと、糖分が非常に多いことに気づくことでしょう。こういったものをたくさん飲むと、一時的に糖尿病のような症状になることもあります。幼児の飲み物は湯冷ましで十分ですし、せめて麦茶などにすることをお勧めします。

3、4歳くらいまでのお子さんで、昼間、外で遊ぶことが難しければ、部屋の荷物を動かして、お母さんと寝返りごろごろや、ちょっとしたボールのやりとり、手足の曲げ伸ばしをすることができると思います。10分でも20分でもそういうことをすると子どもは満足すると思います。唐紙《からかみ》を破ってしまうことがあっても、こういう経験をさせてあげる方が大事だと思います。

学童期の肥満

学童期に肥満の子どもは、そのまま生活習慣病になってしまいがちです。真剣な取り組みが必要です。幼児期の肥満のところで述べたような肥満を招く生活習慣や環境を少しずつ変えるとともに、バランスを取りながら摂取エネルギー量を減らす食事療法と、運動療法を取り入れましょう。

食事についての基本は、「食品の数を増やし、いろいろな種類の食品を食べること」と「なるべく油分を落とすこと」です。また、糖質を代謝するにはビタミンBが必要ですから、ビタミンBを多く含むナッツ類を取ったり、玄米ご飯をとるのもよいでしょう。

肥満解消のための運動は、一定時間、同じ運動を継続させなければ意味がありません。通常1回に12分以上といわれていますが、縄跳びを12分以上続けるのは無理があります。水泳やジョギング、速足歩行などに取り組むのがよいでしょう。同じ運動を週に3回は実行し、できるだけ継続させることが大事です。運動した後は脳内に快楽物質が分泌されるので、気持ちがよくなり、やる気も出て、明るく楽しくいろいろなことができるようになります。子ども自身も、テレビの前に座ってスナック菓子を食べているよりも満足できるはずです。

運動療法の基本は、体をよく動かす日常生活を送ることです。朝起きたら布団をあげる、掃除をする、お母さんの手伝いをする、あるいは車をやめてできるだけ歩くようにするとよい運動になります。もう一つ、、運動不足になる要因として、テレビやビデオにずっと子守りをさせていることもあげられます。長時間テレビ・ビデオを見ている子どもほど肥満が多い、というレポートが出ています。

（出典：「子どもたちの幸せな未来を考える⑦心と体を健やかに育てる食事」）

足は健康な体と脳のバロメーター

原田碩三《せきぞう》（兵庫教育大学名誉教授）

良い足は「幅が広く踵《かかと》の狭い逆三角形」

30年ほど前、小学校に入る前の子どもに土踏まずができていないことが問題になりました。その当時、3割程度の子どもに土踏まずができていませんでした。いまは半分以上の子どもに土踏まずができていませんが、「赤信号みんなでわたれば怖くない」と同じように、増えてしまったために逆に問題にしなくなっているようです。しかし、子どもの発達の指標の「赤信号」であることに変わりませんし、危険な状態はさらに広がっています。

人間は直立二足歩行をするようになったことで、四つ足動物にある前足と後足の間の空間をなくし、両足の間も狭くして歩くようになりました。四つ足の動物では体全体がアーチになっていますが、人間はこのアーチになっている空間を足の裏につけることで補っているのです。それが「土踏まず」です。

土踏まずというと、普通は足の裏のくぼんだ部分のことをいいますが、人間にとって大事なのは、踵《かかと》から親指（母趾《ぼし》）の付け根のラインにある「土踏まず」のアーチだけでなく、踵から小指（小趾）の付け根のラインのアーチ、足の親指（母趾）からの小指（小趾）の付け根の横のアーチの三つのアーチです。つまり、ヒトの足には、踵《かかと》、親指の付け根、小指の付け根の3点を基点とする三つのアーチがあるために、片足でも三脚のように安定して立っていられるのです（この3点を基点とするアーチを、私は「足の裏の丸天井」と呼んでいます）。

人間は歩く時に完全に1本足立ちになりますが、この3点で支えられているので、片足立ちになれるわけです。

四脚の場合は4本のうちの1本でも短かったり長かったりするとガタガタしますが、三脚であれば1本が短かくても長くても安定しています。だから、カメラやビデオの撮影をする場合には三脚を使います。ただし、三脚は、前の2本の間が広いと後ろの1本との距離が短くても安定しますが、前の2本の間が狭いと後ろの1本はかなり離れていないと倒れやすくなります。同じように、指の付け根部位の幅が狭い人は足が長くなって安定性を保ちますが、足の幅が広く踵の狭い逆三角形の足の方が安定します。しかし、最近の子どもたちは、足幅が狭く、踵の幅の広い長方形に近い足が増えています。

こうした子どもは、バランスが悪く姿勢も悪くなりがちです。姿勢が悪いと脳の働きにも影響します。筋肉には赤い筋肉と白い筋肉があって、赤い筋肉は血管が多いので血液が多く、体を支えるだけでなく、脳へ刺激を送って脳の働きを良くします。休むことなく死ぬまで泳ぎつづけるマグロの筋肉がこの赤い筋肉です。一方の白い筋肉は脳の指令で動く筋肉で、ヒラメのようにぴらっと動いてすっと止まる動きが長続きしない筋肉です。

人間の筋肉はこの両方がまざっていますが、背筋や脊柱起立筋《せきちゅうきりつきん》は体を支えている赤い筋肉です。姿勢をよくしていると、脳に刺激が送られ、脳の働きをよくします。脳が活性化し、集中力、持続力、思考力、判断力などが高くなります。

このように、安定した足は足だけでなく、脳や体全体にも影響を与えるのです。

土踏まずがなければ長く歩けない

土踏まずには大きく次の4つの機能があります。

①立位姿勢を安定させる。

タンスの一番下には必ず四角い台があります。あれがタンスが倒れるのを防いでいます。同じように、人間は強く高い三つのアーチによって、安定して立っていられるのです。

②強いアーチがあるから、片足で体を支えて動くことができる。

橋はアーチになっています。屋根もドームも三角形になっているのは、その方が支える力が大きいからです。

③足の指の働きがよくなる。

手を机の上に置いて少し指を曲げてアーチを作ると、前にも左右にも指に力が入ります。指を伸ばした状態では、指に力が入らないだけでなく自由に動きません。地面をつかむ、踏《ふ》ん張《ば》る、急に方向を変える、急に止まる、急に駆《か》け出す、転倒を防ぐといったことは、足の指がうまく働いているからこそできるのです。

④跳ぶ、飛び降りるなどの時にクッションになる。

土踏まずがない人は飛び降りた時に、膝《ひざ》を深く曲げて、ショックをやわらげます。縄跳びをする時には膝を曲げて踵《かかと》から着地するので、大きな音がします。

土踏まずがないと以上のような機能がないので、立つ、歩く、走る、跳ぶ、飛び降りる、よじ登る、横や後ろに動くなどの人間の基本的な動きに無理がでます。また、土踏まずが担《にな》っている機能を、足の指や足首、膝《ひざ》や腰が代用しなければならないために、こういった部位が痛くなったり、固くなって障害を起こすようになります。すぐに疲れて長い距離を歩くこともできません。

人間の歩き方は一本足で立ち、体が前傾して倒れかかるのを利用して前に進んでいきます。一歩ごとに静止があるので、足の指がうまく働かないときれいに進めません。また、歩く時の足の裏の動きを細かく分析してみると、まず踵《かかと》から着地して、小指側で前方に体重を移し、それから親指側にあおって体重を移動し、親指、人差し指、中指で蹴《け》り出して進むアオリ足歩行です。着地した時の体重や速度から生じる重みを受け止めなければならない踵は、当然大きくなっています。

しかし、歩き始めたばかりの赤ちゃんは足の裏全体で着地し、つま先にまっすぐ体重を移動して歩いています。ですから走っているように見えても両足とも宙に浮いていることがなく、必ず片方が地面に着いています。

2歳児の動きはまだぎこちないものですが、土踏まずができてくる3歳過ぎくらいから急速に活発になります。5歳くらいになると早い子どもは大人と同じアオリ足歩行をしますが、一般的にはアオリ足歩行が完成するのは9歳くらいです。というのは、アオリ足歩行ができるようになるには、三つのアーチや、踵の骨を衝撃からかばうために踵の外側を包み込む仕組みができなければならないからです。

そして、足を使わないと、60歳くらいまでにアオリ足歩行はできなくなり、踵からつま先に直線的に体重を移動する歩き方になります。杖《つえ》をついて歩くお年寄りは、両足と杖で三脚を作って歩いています。

人間の足はまっすぐに歩いたり走ったりするだけであれば、他の動物にはかないませんが、縦横のアーチでドーム型になっていて指を使えるので後ろに歩いたり、走り回ったりといった行動ができるのです。

人間の足の特徴は、縦横三つのアーチがあること（土ふまずの一番高いところにも横のアーチがあるが）、このアーチのもとの3点で支える三脚立ちができること、踵が大きいこと、指が短くて物をつかむよりも体重を支え、地面をつかむようになっていること、逆三角形の足であることなどです。足の裏のタコはアーチがないというサインで、外反母趾《がいはんぼし》の人は横のアーチがなく、縦《たて》のアーチも崩れていきます。

足は脳や体の異変のシグナル⁉

アフリカで誕生した人類は、脳が発達してから長い距離を歩けるようになったといわれてきました。しかし、2002年に旧ソビエトのグルジア共和国で約170万年前の原人が発見されたことで、その考え方は大きな転換をしました。石斧《いしおの》など高度な石器を発達させたのは約100万年とされていますので、脳が進化してからグルジアまで歩いてきたのではなく、直立して二本足で歩いたことで自由になった手を使いながら、次第に脳が進化したことがほぼ確実になりました。つまり、ヒトは脳からでなく足から進化した、ということです。

そして、正木健雄日本体育大学名誉教授の「退歩は進化の逆の順序から」ということから考えると、最後に退歩するのは足です。足に異変があるということは、脳や体はかなりおかしくなっていることになります。

また、動物がおかしくなる時は、特徴的な部位が異常になっていきます。淡路島で誕生しているたくさんの奇形猿は手と足に障害が出ています。メダカを農薬の中に入れると腹びれ、尾びれが曲がります。ヒトの手と足は魚の腹びれ、尾びれから進化したものです。ベトナム戦争の枯れ葉剤（農薬の一種）作戦でも、手のない子どもや頭のない子どもが生まれました。どちらから考えても足のおかしさは体全体の危機的問題です。

私は子どもの筋力を20年間測ってきました。近年になるほどあらゆる部分の筋力が低下していることが明らかになっています。中でも、足の退化には著しいものがあります。

それは、子どもたちの内部で進行している目に見えない変化が、土踏まずの未形成という、目に見える形で現れているのではないかと考えています。人間も動物なのだということを自覚して、もっと足を使う生活、動物的な生活をしなければなりません。

（出典：「子どもたちの幸せな未来②子どもの健康と食からの子育て」）

足が育つ靴の選び方

原田碩三《せきぞう》（兵庫教育大学名誉教授）

土踏まずを作るには

土踏まずは赤ちゃんにはありません。それができるのは立つようになってからです。体重が足にかかるようになってから足のアーチ型ができるのです。最初からあったアーチに体重がかかって平らになるのであれば理解できますが反対です。不思議ですね？

私はこの問題を2年間考えました。そしてある時、指を使うことで土踏まずは形成されるのだ、とわかりました。指を使うと腱《けん》が引っ張ってアーチ型を作っていくのです。この腱が今の子どもたちは鍛《きた》えられていません。足のアーチができなくなった一番の理由は筋力の低下なのです。足の骨は5歳くらいまでに固まりますから、早い子は3歳くらいから、遅い子でも6歳くらいまでに土踏まずができて当たり前です。しかし、いまでは6歳までに土踏まずができる子どもは6割を切っています。全身の骨が一人前になるのはだいたい

9歳ですから、遅くても10歳くらいまでには土踏まずができるといわれてきましたが、最近では12歳でできる子どもも出てきています。しかしどんなに長く見ても小学校卒業くらいまでに土踏まずができないと、その後はもうできません。

足の指をよく動かすには歩くのが一番です。特に坂道や、凹凸のあるところを上ったり降りたりすると、筋肉が強くなって土踏まずができます。

また、押しくらまんじゅう、すもう、鬼ごっこ、ドッジボール、サッカー、バスケットボールなどのように、相手の動きによって素早く動きを変えなければならない遊びは、ふんばる、急に走る、急に止まる、急に方向を変えるために足の指を使わなければなりません。こういった遊びを幼児期にしっかりしているとアーチができます。もしも幼児期にできなかったのであれば、小学校にあがってからしっかり遊び込むことが大切です。それがしっかりした筋肉をつけ、ゆがみのない体にもするからです。

ただし、サッカーシューズは、靴底のスパイクによって三脚、四脚になっていますから、指を使う必要がなくなってしまいます。

足を育てる履《は》き物を選ぶ

指先が左右対称にとんがっている靴を履《は》いたり、指をしめつける靴下、つっかけなどを履いていると、親指の関節から先が小指の方に大きく曲がってしまうだけでなく、細い小指は親指側に曲がって浮いてきます。こうなると、指が靴の底に着いていませんから、指の力も足の筋力も強くなりません。

私たちが歩いていて、足を地面に着地させた時、足の指は開きます。この時、足の外周は1センチほど大きくなります。これを靴下と靴で締め付けてしまうと、足は広がることができず、指の強化や機能を促進することができません。履き物イコール靴ではなく、足の指が動ける履き物、解放される履き物についても視野に入れて、時には素足になるのも大切です。たとえば、一歩ごとに鼻緒《はなお》を挟《はさ》まなくてはならないぞうりを幼児に履かせたところ、半年後には土踏まずが4歳児で49・3%から76・1%に、5歳児は62・1%が84・9%になりました。また、親指、薬指、小指の力が強くなり、横のアーチが強化されたために、転倒もしなくなりました。

乳幼児の足は急激に発達すること、足の骨が柔らかいこと、アオリ足歩行が完成するのが9歳前後であることなどを考えると、この年齢くらいまでは足が解放される、指が動かせる、アオリ足歩行ができる、親指を中心に地面を蹴《け》って進むことができる履き物が理想的です。ですから、靴を買う時は、長さだけで決めないで幅も考慮すること。ひも靴を選び、少し幅を狭くする調整はひもでする（ひもをゆるめ、途中でひもを2度結んで、最後の2穴でしっかりひもをしめて、足が靴の中で前にすべるのを止める）こと。踵でしっかり足が固定され、幅や厚みにゆとりがあり、親指に向かってゆるやかに曲がった足の形に合った形になっていることなどに注意してください。

その上で、できれば足型を靴の中に入れて選ぶといいでしょう。足型は厚紙の上に足をおいて鉛筆で型をとり、それをはさみで切れば簡単に作れます。この足型を買おうとする靴の中に入れ、靴を振って紙の音がすれば大きすぎる、紙が浮いていれば小さいか、足の形に靴の形が合っていません。特に、長い距離を歩き続ける、動き続ける、多様な動きをする、激しい動きをする時には、きちっとした靴を選ばなければなりません。

靴を履く時は、小学3年生くらいまではできるだけ靴下を履かない方がいいでしょう。靴下と靴を履くと指を締め付けますし、一本ひづめの馬の足と同じになりますから、小回りができません。いまでもトビ職の人などが、親指と他の4本の指が分かれた地下足袋《ぢかたび》を履いているのは、力、小回り、バランスが必要な仕事だからです。また、靴下と靴を履くと靴下と靴の間、足と靴下の間にも滑りが生じますから、四重に足の指の働きを妨げることになってしまいます。

（出典：「子どもたちの幸せな未来」を考える⑩子どもの健康と食からの子育て）

予防接種は本当に必要なのでしょうか?

山田 真(小児科医、八王子中央診療所)

攻撃的なアメリカ型の医療

子どもの予防接種にはメリットばかりで、デメリットがないと思われています。多くの保護者は感染症にはどういったリスクがあるかをきちんと教えてもらってはいませんから、ほとんどの人がなんとなく「受けておけば助かる」という感じで受けているではないでしょうか。

こうした背景にはアメリカ医療のあり方があります。アメリカの女性ジャーナリストのリン・ペイヤーはフランスで子宮筋腫になり、フランスの医療とアメリカの医療を比較する機会を得ました。そして、アメリカの医療は病気があったら自然にはまかせておかず、医学の力で医者が制圧する攻撃型の医療で、イギリスはそれに追随している。フランス、ドイツでは自然治癒を大事にしているので、なるべく自然にまかせて医療の介入を少なくしているし、古い民間医療も残っていると書いています。

日本には東洋的な医療の伝統があります。それは自然治癒を大事にする、攻撃的ではない医療でした。漢方には攻撃と補完と両方がありますが、攻撃はめったにしません。しかしながら、今ではアメリカ型の医療に席巻《せっけん》されて、それに付いていけばいい、それが医学の進歩であるかのように思われています。

感染症に対するアメリカ型の考え方は全滅や制圧というものです。それが成功することもあります。例えば、ポリオを制圧することは正しかったといってもいいでしょう。はしか（麻疹）もアメリカでは制圧するために、最近では受けていないと学校に入れないというように管理を非常に厳しくしています。

しかし、アメリカのような制圧型で、なんでもかんでもウィルスを殺してしまい、病気がなくなればよいという考え方が本当によいのかどうかという疑問の声も上がっています。

その一例が、最近、ワクチンが昔ほど効かなくなって来ていることにうかがわれます。

ワクチンが効かなくなっている

ひと昔前、はしかのワクチンは1回受ければ一生もつと思われていました。実際にも、はしかになることはあまりありませんでした。ところが最近、赤ちゃんの時に予防注射を受けたのに、小学生ではしかにかかるケースが増えていて、いままでは10年間効き目がもつかどうかわからなくなっています。

たとえば、私の診療所のある八王子市（東京都）で、数年前に私立の高校ではしかが流《りゅう》行《こう》しました。翌年は中学で、その翌年は小学校で流行《はや》りました。患者さんを見てみると7割くらいはワクチンを打っていない子どもたちですが、3割くらいは打っていてもかかっています。小学生で効き目が切れているということは10年間効き目がもたないということになります。

この理由は以下のように考えられています。

子どもが自然に感染して獲得した免疫は非常に強い免疫で、抗体が一生もつだけ十分でした。赤ちゃんは生まれて6か月くらいまでは母親からもらった免疫があり、6か月を過ぎるといろいろな病気にかかり、自分で免疫を作って成長していきました。今は自然に免疫を作るのではなく、ワクチンで人工的に免疫を作るようになりました。自然に感染するとひどくなるリスクもありますが、人工的な免疫は自分の体内で作った自然の免疫にはかないません。

自然にできた免疫と違い、ワクチンで作った免疫は抗体がそれほど多くないので、時間が経つとだんだん減ってきます。減って来た時に、身近なところに野生のウィルスがいれば、それが体中に入って来ます。その防衛ために体は抗体を作るので、また増えます。このように野生のウィルスにときどき刺激を受けて、無意識のうちに減った抗体が増えるという繰り返しをしながら免疫が保たれてきました。ワクチンは種火のようなもので、火が小さくなっても刺激を受けては大きくなり、消えずに長期間保って来たというわけです。

ところが、はしかを絶滅させようとしたために、はしかの野生株がほとんどいなくなってしまったので、刺激がなく一方的に減衰するだけになってしまいました。それで10年もたなくなったのではないか、というのが有力な説です。

しかも、現在では母親が赤ちゃんに与える免疫も生後6か月まではもたないのではないかといわれ始めています。母親自身が自分で作った免疫ではなく、予防接種で作った免疫なので、抗体の量が少なく、赤ちゃんを6か月間守るには足らないというのです。

さらに、本来であれば子どもだけがかかっていた感染症に、大人もかかるようになってきました。ワクチンは嫌なので自然にかかりたいと思っても、自然の中に病気がなくなっているので、なかなか自然にはかかれません。すると子どもの時にかかるべき感染症にかからないまま成長し、大人になってかかるという困った事態が起こっているのです。2006年からは、小学校入学前にもう一回追加ワクチンをして、免疫のもつ期間を延長させようとしていますが、これで一生もつのかどうかはわかりません。

アメリカは、はしかを0にしてしまえばもうかかることもないし、かかることがないなら抗体を作る刺激も必要ないので、予防接種率を100パーセントにして病気を制圧しようという考え方です。

それに比べると、日本の予防接種が中途半端なことは確かです。はしかを0にするならもっと徹底して予防接種をやらなければいけませんし、0にしないのなら長期間もたないワクチンをどうするか考えなくてはいけないからです。

人間は細菌やウィルスと共存してきた

私は、子どもの頃に自然に感染症にかからないで、人工的にワクチンで制圧してしまうという考え方を徹底するのはよくないと考えています。例えば、アレルギーの病気についていえば、小さい時に感染症にたくさんかかった方が、大きくなってからアレルギーの病気が出にくいということがほぼ実証されています。

現代は、ともかく感染症にかからない方がいいという風潮になっていて、ある程度の感染症にかかることで免疫ができてゆくことの重要性が無視されています。ポリオのような大変な感染症はなくなってもよいと思いますが、水疱瘡《みずぼうそう》でもおたふく風邪でも予防注射を打ってしまい、子どもを自然にしておかなくなっていることは問題です。

人間はいままで様々なウィルスや細菌と共存して来ました。たとえば、今おなかの中にいる大腸菌は腸内細菌として住み着き、共生していますが、共生するまでには長い時間がかかって、その間には随分トラブルがあったはずです。しかし、今では腸の中にいる細菌も皮膚についている細菌も安定して、細菌は人間から栄養をもらい、人間は栄養素の吸収を細菌に助けてもらったり、外部から病原菌が入って来るのを防いでもらったりしています。

新しいウィルスや細菌が出てくると、最初は人間と折り合いがつかないのでいろいろ問題を起こしますが、だんだんうまく共存してゆくようになるのです。ウィルスは人間を宿主だと決めれば人間を殺しません。宿主を殺してしまえば、結局はウィルス自身も死滅してしまうからです。

日本脳炎のウィルスは豚や鶏《にわとり》を宿主だと決めていますから、豚や鶏は殺しません。それが人間に入ると人間は死んでしまうこともあります。日本脳炎は数十年前までは非常に恐れられました。いまでも鶏や豚は日本脳炎のウィルスを持っていますし、それらの血を吸った蚊に刺されていますが、最近の日本人は日本脳炎にならなくなりました。これはワクチンのおかげというよりも、ほとんどの日本人に抵抗力ができたからです。

マラリアの多発地域の人たちは赤血球が特別な形をしていて、マラリアの抵抗力を持っています。アフリカにはエイズ患者がたくさんいますが、かかっても大丈夫な人もでてきました。アフリカではエイズは無害な病気になりつつあります。

時間をかけて人間の体は防衛の仕方を覚えていき、ウィルスも人間を攻撃をしない生き方を身につけてゆく。これがずっと繰り返されてきたことですし、これからも繰り返してゆくことでしょう。

インフルエンザのウィルスも人間の歴史と共にずっとあったウィルスで、毎年流行を起こしながらも、決定的な攻撃を受けることなく共存してきました。ところが今は、抗インフルエンザ薬を使ってインフルエンザを制圧しようとしています。すぐに変異したウィルスが出て来るでしょうが、いまのところそれほど危険な変異ウィルスは出ていません。しかし、そのうち危険なウィルスが出て来るだろうと予測されています。医療の力でウィルスなどを退治してきたことが本当に良かったのかどうか、もう1度考え直さないといけない時期が来ているのではないでしょうか。

一般には、とにかくいろいろな医療を受けておけば、子どもは守られて安全だという意識が強いのですが、過保護によって子どもが弱くなっているのと同じように、子どもの時に感染症にかかって自分の力で免疫を作ることがないと、ずっと病気で休むことなく生きることになります。それではやはりどこかでひずみが出て来ると思います。

親が子どもの病気は自然に治るものなのだ、ウィルスなんて5日や1週間体の中にいれば、人間に負けて自然に治ってゆくのだ、ということをどれだけ実感できるかが大切です。インフルエンザのような一見怖い病気でさえも、大半は自然に治ります。しかし、最近では、子どもの持っている力がなかなか実感されなくなっています。

子どもの予防接種についての私の考え方

ワクチンのメリットよりもデメリットが多ければやめるという考え方があります。ワクチンのメリットがどれくらいかわかりませんが、デメリットの方が大きいケースはそれほどないと思います。しかし、どのワクチンが必要でどれが不必要かについては、ワクチン摂取に積極的でない医者の間でも判断はまちまちです。ただ、共通して不必要だと考えているのはインフルエンザと日本脳炎です。私の考えをまとめると以下のようになります。

◎破傷風《はしょうふう》、はしか（麻疹）、BCGは必要。
◎日本脳炎とインフルエンザは必要ない。
◎三種混合（ジフテリア、百日咳《ぜき》、破傷風）は必要。

破傷風を単独でやるか、ジフテリアと破傷風の二種混合にするか、百日咳も入った三種混合にするかについては個々の医者でも見解の差がありますが、私は三種混合でよいと考えます。

ジフテリアは現在ではほとんどない病気なので受けても受けなくてもよいが、ジフテリアのワクチンの副作用は非常に少ないので問題ないと私は考えます。

破傷風の発生率は年間10人程度で、打たなくても大して心配はありません。ただし、破傷風のワクチンを打っていないと、怪我の時に外科医は破傷風のことを心配しなくてはいけないので、その場で打つことになります。その場で打つよりは、先に打っておいた方がよいと思います。

また、百日咳はまだ危険性もあるし、かかると大変なので受けた方がよいでしょう。

◎ポリオはどちらでもよい。もうほとんどない病気だが、副作用はほとんどないから受けておいてもよい。

◎風疹は必要。女性の妊娠中の風疹は無視できないので、あらかじめ受けた方がよい。小さい時にかかった風疹は大変な病気ではありませんが、問題は大人まで免疫がもつのかということです。

◎おたふく風邪と水疱瘡は必要ない。ただし、水疱瘡は妊娠中の女性がなると大変なので、心配な人は受けておいた方がよいと思います。

（出典：「子どもたちの幸せな未来②子どもの健康と食からの子育て」）

シックハウス、シックスクールに注意を

尾竹一男（建築家）

化学物質に覆《おお》われた現代社会

私たちはさまざまな種類の化学物質に囲まれて生活してます。近年、知られるようになったシックハウス症候群やシックスクール症候群の原因とされる、塗料に使われているトルエンやキシレン、合板やクロスの接着剤、防かび剤などに使用されているホルムアルデヒド、白アリの駆除剤《くじょざい》、防腐剤《ぼうふざい》などだけを見ても、身の回りには多くの化学物質が潜《ひそ》んでいることがわかります。

こうした身近にある微量の化学物質に過敏に反応する病気が「化学物質過敏症《かびんしょう》」です。新築の家に入って目がチカチカしたり鼻がむずむずする、くしゃみが出る、気分が悪くなるといったことを経験したことがある人はたくさんいるでしょう。しかし、こうした症状があっても、多くの場合は外に出て数時間もすれば元に戻りますが、化学物質過敏症では

こうした症状が常態になり、さらに頭重《ずおも》、頭痛、集中力の低下、物忘れ、脱力感、倦怠感《けんたいかん》などが慢性的に起こります。

極めて微量な化学物質で反応を起こすので、重症になると、スーパーマーケットに買い物に行くだけで鼻血が出てきたりするようになってしまいます。当然、仕事や家事はできなくなり、学校にも行けません。通常の生活が営めなくなってしまうだけではなく、化学物質に囲まれた都会に住むことさえ困難になり、人里離れた場所に引っ越すしかなくなります。

そこでの住宅もかなり気を使ったつくりをする必要があります。極端な場合は、釘《くぎ》に付着している油に反応してしまうために、釘を石鹸《せっけん》で洗ってから使わなければならない例もあります。また、水道の塩ビの配管を接続する接着剤や塩ビ自体にも反応して、水道水が飲めなくなる人もいます。

病院でもわからない化学物質過敏症

化学物質過敏症は、何らかの化学物質を大量に体に取り込んだり、微量だけれども長期間にわたって取り込んだ場合に発症するといわれています。あたかも、体の中に化学物質を解毒するバケツがあって、バケツに取り込まれた化学物質の解毒《げどく》が間に合わず、あふれた時に発症すると考えられているのです。普通は悪い物質が体内に入ってきても、新陳代謝という排出装置がついているわけですが、新居に住んだり、リフォームをすると一気に化学物質が入ってしまうので、排出が間に合わなくてあふれ出してしまうわけです。そこで、化学物質過敏症の患者の7割は、それまでたまっていた素地の上に、家が引き金になって起こっているといわれています。

化学物質を解毒するバケツの容量は個人差が大きいため、同じ環境にいても発症する人としない人がいますが、決して特殊な人だけに発症するわけではありません。

子どもの場合は、アレルギーを持っているとアレルギーがひどくなる。発疹や頭痛、おなかが痛いといったいろいろな症状が出てきます。そのほかにも、集中力が低下する、記憶力が低下する、疲れやすい、落ち着きがない、キレやすい、急におしゃべりになる、風邪を引きやすい、青あざができたり鼻血が出やすい、関節痛、鬱《うつ》症状、不眠などがある場合には、シックハウスの疑いがあります。

また、学校や保育園・幼稚園に行くと症状がおかしくなるけれど、家にいる時は大丈夫という時は学校や保育園（シックスクール）を疑ってみる必要があります。

欧米では化学物質過敏症であると確定している人が人口の1割で定着していますから、日本でも1割はいると考えられます。事実、北里大学では日本にも約1千万人の化学物質過敏症の人がいると想定しています。

しかし、日本ではまだ病気として認定されていないために、体調が悪いからと病院でいろいろな検査をしてもわかりません。結局、違う病名、たとえば自律神経失調症や鬱病《うつびょう》、女性であれば更年期障害と診断されている可能性もあるのです。

北里大学の宮田幹夫先生らは、体の健康の3本柱は免疫、内分泌、神経だといいます。免疫が異常をきたすとアレルギーや老化が起こります。内分泌の異常、つまりホルモンバランスの異常は、子宮内膜症《しきゅうないまくしょう》や精子の数が少ないといったことにつながります。化学物質過敏症は神経を侵すことになります。そして、化学物質過敏症とアレルギーの両方が交《ま》ざっているのが、いわゆるシックハウス症候群やシックスクール症候群であると考えられます。つまり、シックハウス、シックスクール症候群には、アレルギーだけの問題もあれば、化学物質過敏症だけの問題もありますし、両方が重なって起こっている問題もあるということです。

もっとも身近な環境問題

数年前に司法解剖をしているある先生から「最近の子どもは死んでも腐《くさ》らない」という話を聞きました。亡くなった人が若ければ若いほど腐るのが遅いのだそうです。産婦人科の先生からは、最近の羊水は中性洗剤の臭《にお》いがするといわれました。現代の子どもたちは、胎児の時から化学物質に汚染されているのかもしれません。

生まれてからも、プラスチック製や塩ビのおもちゃには注意が必要です。最近のタオルや布団カバーには柔軟剤や抗菌物質が入っています。抗菌物質として水銀が使われていることもあります。そういうものを舐《な》めれば吸収してしまうかもしれません。公園の木々には虫がでるからと、役所は防虫剤をまいて消毒をします。校庭や園庭も消毒していますし、プールは塩素を入れています。

家にいても、室内の仕上げ材、壁紙を貼《は》る接着剤。ワックスの問題もありますし、ゴキブリやダニなどの害虫駆除剤《くじょざい》にも怖いものがあります。大きな合板家具を買った途端に汚染された人もいます。エアコン、テレビ、コンピューター、テレビゲームからは熱せられて、可塑剤《かそざい》（ある物質に柔軟性をもたせたり、加工しやすくするために加える物質）が出ています。

会社員はほとんどスーツを着ていますが、スーツはドライクリーニングで洗っています。いうまでもなく、食の汚染も問題です。現代社会では、汚染は衣食住のあらゆるところにあるのです。ですから、衣・食・住・空気を含めた総合的な環境問題が化学物質過敏症であり、シックハウスなのです私の専門の建築でいえば、木の板が反《そ》るのは自然の木の必然ですが、それがクレームになってしまうと、反らない板を作るために合板にしなければなりません。そこで、化学物質の接着剤を使うことになります。そして業者は「合板であれば間伐材《かんばつざい》を使えるから環境破壊を防ぐことができる」と宣伝するのです。

衣・食・住・空気の見直しを

衣・食・住・空気の汚染の中で、私は空気が一番問題だと思います。

食の場合は肝臓という解毒装置を持っていますから、蓄積に時間がかかり、ストレートな影響が来ることは少ないように思いますが、空気中の化学物質の場合は解毒装置を通さずに、肺から直接血液中に入っていくので、ダメージが大きくなる可能性があるからです。

化学物質による人体への影響を最小限にするには、化学物資のない生活を心がけて、化学物質の総量を減らすしかありません。まずはできるだけ体内に入れないこと。それには、子どものおもちゃや粘土《ねんど》の質を気にするように、衣・食・住・空気すべてに注意し、家のなかにあるものを一つ一つ注意して見てみる必要があります。特に家を新築したり、リフォームしたり、家具を買ったり、コンピューターを買ったりした時には、要注意です。テレビなどの広告に惑わされることなく、これは本物か偽物か、本当に使わなければならないのか？　他に方法はないのかという判断をしていくことです。

もう一つは、入ってきた化学物質をしっかり解毒することです。運動したり、お風呂に入って汗をかいたりして新陳代謝を活発にし、体内にたまらないようにしましょう。

化学物質過敏症は一度なってしまうと基本的には治りません。しかし、7割くらいの人は社会復帰ができるまで良くなっています。そのためには一時的にきれいな環境に避難したり、体内から化学物質を抜く作業をしなければいけません。そうすれば、化学物質に反応しても回復が早くなります。

もしも、化学物質過敏症やシックハウス・シックスクール症候群が疑われる場合は、まずは近くの保健所に相談してください。家の中の化学物質濃度を測ってくれるなどの対応をしてくれるはずです。ただし、保健所は厚生労働省の管轄なので、文部科学省の管轄の学校との連携は難しいようです。学校や園が心配の場合は、必ず父兄が間に入り、保健所で知識を得ながら話すのがよいと思います。また、相談を受け付けているＮＰＯ団体もありますので連絡してみるといいでしょう。

（出典：「子どもたちの幸せな未来④子どもの健康と食からの子育」）

第5章

いのちを育てる食卓からの食育習慣

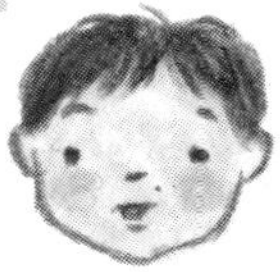

シンプルな日常食「粗食」のススメ

幕内秀夫（管理栄養士）

昔の朝食はシンプルだった

朝は忙しいということもあって、パンや牛乳にサラダの朝食がすっかり定着してきました。それに対して、昔の母親はいまほど便利な調理器具もなかったのに、忙しい中で毎朝きちんとした食事を作っていた、「昔の主婦は偉かった」というような言い方をされることがあります。しかし、そんなことはありません。

昔も朝から料理を作る母親はほとんどいませんでした。というよりも、いまと同じように、作る時間がありませんでした。それでも昔の母親ができたのは、「栄養のバランス」などということを考えずに、きわめて簡単な食事を作っていたからです。

昔の朝食はご飯、みそ汁、漬け物、納豆などが普通で、もう一品あったとしても、前夜の残り物程度でした。しかも、ほとんど1年中同じようなものでした。

また、幼稚園や保育園のお弁当にしても、たっぷりのご飯の上に海苔《のり》がおかれ、漬け物と梅干し、よくて卵焼きかソーセージの炒《いた》め物といった程度で、今のように少ないご飯の脇に鶏肉の唐揚げ、ウインナー、卵焼き、ブロッコリーのサラダ、プチトマトとイチゴというように手が込んだものとは対照的です。こういったお弁当を作ろうと思えば時間もかかるでしょうし、毎食凝《こ》った食事を考えることは、よほどの料理上手でなければ頭が痛いのは当然です。

しかも、そこまで手間をかけた食事やお弁当で、昔よりも子どもが健康になっているかというと、アトピーや肥満、小児の生活習慣病などが増えています。

「栄養素のバランス」には根拠がない

日本の食卓が変わってきたのは、昭和30年代の栄養改善普及運動からです。この頃から「ご飯は残してもいいからおかずを食べなさい」「日本人の食事にはタンパク質が足りない、カルシウムが少ない」といわれ始めました。このことは、いまも基本的に変わっていませんが、この考え方の根拠にはドイツから学んだ栄養学があります。

しかし、北海道よりも北に位置するドイツは、日本に比べて自然条件が厳しく、植物が育ちにくい土地柄です。そこで栄養をとるには植物だけでは無理で、どうしても動物にも頼らざるを得ません。それに比べて温暖な日本では植物性食品が多くなりますから、当然タンパク質やカルシウムは少なくなります。つまり、人間にとって本当に必要かどうかではなく、欧米に比べて少ないからもっととりなさいという指導だったのです。

また、欧米では畑で栽培する麦が主です。畑では同じ場所で毎年同じ食物を栽培すると連作障害がでますから、畑を休ませなければなりません。その結果、パンを主食にするほどの収穫量が取れませんので、不足分を補うためにも肉や乳製品、油脂類、イモ類、豆類などの副食を必要としました。

ところが、米作であれば何年も同じ田圃《たんぼ》を使っても障害は起こりません。欧米よりも自然条件に恵まれていた日本や韓国、中国などでは、自然にご飯が中心となる食事が発達し、ご飯を食べるために副食が発達しました。

しかし、戦後の日本の栄養教育はこうした事情を無視して、欧米のようにたくさん副食をとるべきだと指導してきました。その結果、母親は先ほどのような副食の多いお弁当を作らなければならないようになったのです。

栄養教育は、ほかにもお母さんたちを悩ませる提案をしています。それが「栄養素のバランスをとりましょう」です。

そういわれても、お母さんたちが食事のたびにタンパク質、脂質、カルシウム、マグネシウム、ビタミンは……と考えることは不可能です。そこで国はいろいろな食品を食べればバランスがとれると考え、「1日30品目とりましょう」という指導をしたこともありました。お母さん方は悩みました。国もさすがにおかしいと思ったのか、いまではこの指導は行われなくなっています。

私は栄養士ですが、これまで一度も栄養素のバランスを考えて食事をしたことはありませんし、これからも考えようとは思いません。他の栄養士さんたちも、栄養素のバランスを考えて毎日食事をしている人はいないでしょう。なぜなら、私たちが生きていく上で必要な栄養素は、まだその一部しかわかっていないからです。ここにも戦後の栄養教育の間違いによるほころびが出ています。

食事は地域によって違うのに

私が、従来からの日本の栄養教育に疑問を持ったのは、20代の時に全国を旅した経験がきっかけでした。

私は大学では栄養学科を選び、大学3年生の時に病院実習に行きました。大学では健康にとって食事は大事だということで、栄養学は医療職を前提にしていましたが、現場の病院では栄養士は事務職で、患者さんと接することはありません。差別するつもりはありませんが、いわば「賄い《まかな》」でした。そして、そうした栄養士の仕事のあり方に疑問を持って、自分の将来について考えてみようと、鹿児島の佐多岬から北海道の宗谷岬まで、約3千キロを徒歩で歩いてみたのです。108日かかり、体重も16キロ減りました。半分は野宿で、鹿児島の方の家に泊めてもらったり、新潟の農家に泊めてもらったりしました。その中で各地の食事をいただきながら、「食事は地域によってみんな違う。栄養バランスというのはいったい何なのだろう」となんとなく思い始めたわけです。

その後、卒業して専門学校で栄養学を教えている時に、新聞で山梨県の棡原（ゆずりはら）という地区のことを知りました。子沢山で、母乳が豊かで、元気なお年寄りたちが住んでいるこの地区で、食事がだんだん変化してきて若い人に病気が増えているという記事でした。さっそく私は棡原に行ってみました。そこで、日本を巡りながら「栄養バランスって何だろう」とうすうす思っていた疑問は正しかった、栄養教育はおかしいと確信したわけです。

現在でも全国の元気なお年寄りの食事を調べ、学ばせていただいていますが、栄養素のバランスを考えている人は、誰一人いません。ある程度の種類の食品を食べる必要はありますが、バランスについてそれほど堅苦しく考える必要はありません。私は、ご飯、味噌汁、漬物を基本に、日本各地の風土に根ざした伝統的な穀類中心の献立と調理方法を「粗食」として提唱してきました。

最初は「粗食」という言葉を特に深い意味があって使ったわけではありませんでした。ただ、和食、日本食あるいは伝統食という言葉は昔からありますし、それについての本もたくさんありましたが、私はどこか違和感を持っていました。ある時に、日本料理や和食の本はどちらかというと板前さんや料理研究家が書いていて、そうした食事はいわばハレの日――特別な日の料理を紹介しているわけで、毎日の食事とは違うということに気づきました。私は板前さんでも料理研究家でもありませんから、あえて日本食や和食ではなく、家庭では普段作れる日常食である「粗食」にこだわりたかったのです。

楽しみも必要ですから〝ハレの食事〟もいいですが、茶碗蒸しや鯛《たい》を焼くような手間のかかる料理を朝から作ろうしても、できる人はいません。しかし、和食、日本食あるいは伝統食ばかりを紹介したきたことで、お母さん方に「和食・日本料理は難しい」というイメージを植え付けてしまったと思います。子どもにとって大切な食事＝粗食について、誰でもできることから提案したいと思っています。

（出典：「子どもたちの幸せな未来②子どもの健康と食からの子育て」）

子どもの好き嫌いは偏食ではない

幕内秀夫（管理栄養士）

偏食で困っていますか？

「いくら工夫をしても子どもが野菜を食べてくれない」「偏食で困っている」と、日本中どこに行ってもお母さんから聞きます。「もっと料理を習っておけばよかった」というお母さんもたくさんいます。ところが、そういうお母さんに「偏食でどんなことが困っていますか？」と聞いてみると、お母さんが作った料理を食べないだけで、ほかには格別困っていることがない場合がほとんどです。

幼児期や小学校低学年の子どもは、ふりかけをかけてご飯ばかり食べたり、納豆をかけてご飯ばかり食べていて、何かを残しているというのが普通です。大人と同じようにおかずを食べる子どもはほとんどいません。しかも、だいたいはネギやピーマン、セロリ、シソ、ラッキョウなどを残し、ジャガイモ、サツマイモ、トウモロコシ、カボチャなどを好むケースが多いのです。卵焼き、甘いお菓子類やジュース、アイスクリームなどが好きな場合も多いと思います。

つまり、個人差はありますが、子どもが好きな物は空腹を満たせる熱量（エネルギー）の高い食物だということです。だから、子どもはご飯ばかりを食べ、おかずに好き嫌いがあるのです。それは偏食ではありません。もしかしたら、子どもの体が「小さな胃袋では熱量の高いものだけでいっぱいだよ」と訴えているのかもしれません。

もう一ついえるのは、子どもが好きな食品は「でんぷん」を多く含んでいるということです。

「水」と「でんぷん」さえ食べていれば、体に必要なものはある程度とれます。それがわかっているから、子どもはご飯ばかり食べるのです。しかし、それだけでは十分ではないので、補うために副食が必要になります。野菜や魚介類を食べさせる努力は必要ですが、食べないからといって叱るのではなく、ご飯ばかり食べる子どもをほめてあげてください。「でんぷん」をしっかりとらなければ、その仲間の果糖や砂糖をとりたくなります。ご飯を少ししか食べなければ、お菓子やジュースを欲しがるようになるということです。

幼児期にはお母さんがよそったご飯を残すことがあるでしょう。たいがいのお母さんは「残さないで食べなさい」と叱ります。食べ物を大切にするという意味では叱ってもいいのですが、むきになって叱るほどのことではありません。保育園や幼稚園でも、ほとんどの子どもが給食を残しているのを見るとわかるように、子どもは自分の体調と運動量から食べる量を自然に決めているのです。ですから、子どもの食事は質においては質素でよく、量についても考えなくていいのです。少しも難しいことはありません。

ご飯を主食に

ただし、同じ「でんぷん」でも、ご飯、そば、ラーメン、パン、パスタ、お好み焼きなどいろいろな種類があります。それらの中から、どれを選ぶかによって食生活は全く違うものになります。

たとえば、パンやパスタを主食にすると、ハムやベーコン、ソーセージ、チーズなどの食肉加工品や乳製品が多くなります。また、ご飯、そば、ラーメン、パスタなどは60〜70％の水分を含んでいますが、パンは30％程度しか水分を含んでいませんから、唾液《だえき》が吸収されてパサパサに感じます。そこで、マーガリンやバターが必要になります。

さらに日本のパンは、食パンであってもたいがい砂糖が入っています。砂糖、とくに白砂糖はほぼ糖質100％で、他の栄養素はほとんど含まれていない極めて特殊な食品です。砂糖が体内で吸収され、代謝される際にはミネラルやビタミン類が必要になるのですが、食品自体には何も含まれていませんから、体内の栄養素を使うことになります。幼児期から砂糖の入ったパンを食べていると、将来、甘いお菓子を欲する可能性が高くなります。さらに、手で握ってみると食パン一枚はピンポン玉程度ですから、おなかがもたなくなってお菓子を欲しがることになります。

また、パンにはきんぴらゴボウやサンマの塩焼きは合わないので、野菜や魚介類などを好まなくなる一方、パンの副食はサラダにドレッシング、ハムエッグ、オムレツ、野菜炒めなどになり、魚介類ではマリネやツナ缶などになります。こうした食品は油分だらけです。ご飯だとみそ汁や漬け物になって塩分が多いからと、健康のためにパンを食べている人がいます。それが甘いパンだったりするのでは、おかしなことになります。

マヨネーズやドレッシングをかけたサラダを朝から子どもに食べさせているお母さんがいますが、サラダの野菜は量があるように見えても火に通してみればわかるように、わずかな量です。子どもからすれば、マヨネーズやドレッシングを舐《な》めているようなものです。ラーメンやパスタはいうまでもなく油分だらけの食品です。

それならば、タンパク質や脂質の多い豆類を醗酵《はっこう》させた醤油やみそを使ったみそ汁を作った方が、はるかによいことは明白です。

最近は幼児の肥満や高脂血症が増えています。その要因には脂質の取りすぎがあります。

パンやラーメンといったカタカナ食品を常食にしていると、脂質の取りすぎにつながります。

また、パンやパスタ、スナック菓子などは、米と違い加工品です。加工品には保存料、防腐剤などの添加物もたくさん使われています。さらに油を使った料理が増えたことで、合成洗剤の使用量も増えます。

このようにさまざまな意味から、やはりご飯が一番よいと思います。

「朝食はパン」に慣れてしまっている家庭は多いと思います。パンと牛乳なら楽だというのもわかります。夕食が遅いお父さんには、朝からご飯は重いかもしれません。でも、子どもは遅くても7時くらいには夕食を取っているはずです。翌日の朝食までに12時間は経っているのですから、子どもはご飯が食べられます。大人と一緒にしてはいけません。

もしも仕事や他の家事で忙しいのであれば、朝からご飯を炊《た》き、みそ汁を作ることはありません。保温釜《がま》（ジャー）に入っている前の晩のご飯に、多めに作ったみそ汁を温めなおせばいいのです。そこに買ってきた漬け物、焼き海苔《のり》、いつもテーブルの上にあるふりかけ、納豆や煮豆でもあれば十分です。家庭の朝食とはそういうものです。手抜きでもなんでもありません。

危険な飲料水

私は講演などで全国各地に頻繁《ひんぱん》に行きます。その時には、どこに行っても必ずコンビニとスーパーには立ち寄ることにしています。特にスーパーに行くと、その地域で何が売れているか、どういう食事なのかが見えてきます。いま、全国のスーパーを見ていて、子どもの食事で私が一番気になるのは飲料水です。

子どもは水分への欲求が強いので、飲料水は切実です。かつては水や麦茶やほうじ茶だった飲み物が、すっかり清涼飲料水、スポーツ飲料、乳酸菌飲料になってしまいました。地方では車で来て1・5リットルや2リットルの大きなペットボトルをケースで買っています。

飲料水の中の砂糖はお菓子の中の砂糖よりも極めて吸収が早く、血液中の糖を急激に上昇させます。それを正常に戻すためにインシュリンが出るのですが、いつも飲料水を飲んでいるとインシュリンが浪費されて糖尿病になります。

各地のスーパーの様子を見ていると、近いうちに子どものアトピーの時代は終わり、間違いなく糖尿病の時代が来るはずです。

学校給食にも目を向けて

私は、子どもたちの食生活が少しでもよくなるならばと、本を書いたり、講演をしてきました。でも、それでは一部の人にしか伝わりません。そこで7年前から学校給食を米飯にする運動を進めています。給食をご飯にすれば油も添加物も減るし、食事に季節感もでます。学校給食はほぼ全員が食べていますから、子どもに食を伝える最高の場所になります。しかも、給食は自治体の首長が変えようと決意すれば、すぐに変えられます。

週に1、2回はパンがあってもいいのでは、という方がいますが、その時には「もしも、あなたの会社の食堂で、A定食がサンドイッチ、B定食がピザトースト、C定食がホットドックで、あとはスープとサラダしかなかったら社員は黙っているでしょうか」というお話しをしています。おそらく、大人なら1日でも黙っていないと思います。なかには怒る人も出てくるのではないでしょうか。

子どもだからと、バランスを考えた献立になっているからと、大人が食べてつらい食事を子どもに強制しておくのが、本当に教育なのでしょうか。将来を担《にな》う子どもたちの健康を守るために、学校給食にも注目して欲しいと思っています。

（出典：「子どもたちの幸せな未来②子どもの健康と食からの子育て」）

今日からできる食育、3つのステップ

幕内秀夫（管理栄養士）

幼児期の食事が一生を決める

私がこれまでハンバーガー屋に入ったのは、写真を撮るための2回だけです。行きたいとも思いません。それは健康のためではなく、子どもの頃にファストフードの店がなかったからです。

多くの育児の専門家が「つ」がつくまでの習慣が一生を決める、といいます。一つ、二つ……九つまでが大切だという意味です。九歳までに私のまわりにはファストフードの店がなかったから、いまも食べたいと思いません。つまり、小学校に入るくらいまでの食事が、その子の一生を決めてしまう可能性があるということです。私が子どもの食の大切さを強調するのは、将来を決めるお子さんの大事な時期に食の提案をしたい、と考えているからです。

それから、現在でも食事が乱れているといわれますが、実は本当に大変なのはこれからです。これまでのお母さんもさまざまな批判を受けてきましたが、成長期には基本的にご飯とみそ汁の和食を食べています。パンやスパゲティを食べようが、「日本人の食事（粗食）」といわれれば、それがどんなものか、なんとなくわかっていました。

ところが、最近は朝はトースト、昼はサンドイッチ、夜はスパゲティで、ご飯とみそ汁と魚と野菜というような食事は週に1、2回という世代の人たちが子どもを産んでいます。「日本人の食事（粗食）」という意味が通じなくなりつつあります。こうした状況を嘆《なげ》いても仕様がありませんので、ともかく子どもにとって大切な食事＝粗食について、誰でもできることから提案したいと思っています。

そこで、子どもを健康にする食事を3段階にまとめました。まずは50点を目指してください。50点なら誰でも今日からできると思います。はっきりいうと、大人は50点でもいいと思います。大人には安らぎも必要ですから、心の栄養としてアルコールも甘いお菓子もあっていいと思います。私自身もそうですから否定しません。

しかし、子どもは違います。幼児期の食事は一生を決めるかもしれないのです。

誰でも今日からできる50点

①飲み物は「水・麦茶・ほうじ茶」……子どもにとって最適な飲み物は水です。水では可哀想だと思うのは大人の勝手な思いこみです。しかも水なら熱量がないので、しっかりご飯も食べられます。水道水の臭いが気になるなら、麦茶やほうじ茶・番茶がいいでしょう。

②ご飯をしっかり食べさせる……おかずは残してもいいから、ご飯はしっかり食べさせてください。子どもたちはご飯が大好きです。

③朝食は「ご飯・みそ汁・漬け物」……朝はご飯、みそ汁、漬け物をきちんと食べることから始めましょう。ふりかけ、納豆、梅干しでもあれば立派な朝ご飯です。

子どもなら必ずできる70点

④カタカナ主食は日曜日……子どもの健康にとって大切なのは「油脂類」と「糖類」を減らすこと。それには、パン、ラーメン、パスタなどのカタカナ食材を主食にしたままではできません。かといって、全てをやめるのも非現実的です。そこでメリハリをつけて、カタカナ主食は日曜日にとることにしましょう。

⑤子どものおやつは食事……成長期の子どもにとって、おやつはお楽しみではなく4回目

の食事です。甘いお菓子やジュースではなく、おにぎりと水がベストです。うどんやそば、イモ類もおすすめ。手作りでなくても、いいものが売られています。

⑥食事はゆっくり楽しく……食事は楽しみの場です。がみがみ叱ったり、テレビをつけて子どもの気が散らないようにしましょう。

最終目標の100点

⑦ご飯は未精製の穀類……ご飯はすばらしい主食ですが、未精米のご飯にするとさらに優れています。五分搗《づ》きくらいのご飯は、食べやすく、胚芽《はいが》やぬかに栄養素も残っています。

⑧副食は野菜を中心に……子どもにとっては、みそ汁、漬け物も野菜料理です。それ以外には、煮物、和《あ》え物、おひたしなど。サラダや野菜炒《いた》めは控えめに。

⑨動物性食品は魚介類を優先……魚介類は値段で選ぶのがいいでしょう。高い魚ほど養殖が多いので、薬漬けの可能性も高くなります。動物性食品は卵くらい、添加物を含むハム、ソーセージはやめましょう。

⑩食品の安全性にも配慮しましょう……①から⑨を見直した上で、無理のない範囲で食品の安全性にも配慮したいものです。

（出典：「子どもたちの幸せな未来②子どもの健康と食からの子育て」）

子どもの様子をよく見て食を考える

毛利子来《たねき》（小児科医、毛利医院）

家庭だけでは子どもは育てられない

食事はこれまでずっと栄養のことばかりいわれてきましたが、現在の日本では過剰なくらいになっていますから、栄養よりは添加物などの食物の害の方を心配すべきです。現代では農薬や添加物、遺伝子組み換え食品、環境ホルモンといったことを心配しなければなりません。自然界全体が汚染されていますから、完全な自然食はありえないでしょうが、なるべく害のないものを選ぶことが大事だと思います。

しかし、個人レベルでは限界があります。見てもわからないし、表示されていないものもありますし、表示されていても意味がわかりません。やはり、国のレベル、国際的な規制をしてもらわなければなりません。

1960年代から70年代にかけて一世を風靡《ふうび》したアメリカの小児科医・スポック博士は

「現代では親は社会的な行動をしなければ親ではあり得ない。つまり、家庭の中だけできちんと育てようと思ってもできない」という意味のことをいっています。確かにイラクの親がいくら一生懸命に子育てをやっても、爆弾が落ちてくれば子どもは死んでしまいますから、戦争をなくさなければ子どもは守れません。これは極端な例かもしれませんが、食品でも、国がきちんと規制をするように世論を起こしていくことが、いまの親の務めだと思います。医療も同じで、病気の心配よりも間違った医療によって子どもに与えられるマイナスを心配しなければならない時代です。

食べ物については生活協同組合のような団体を利用すれば、比較的安全な食品が手に入りますし、厚生労働省や役所にはインターネットを使った投書の窓口がありますから、何か疑問があればメールを送ってみるのもいいでしょう。一人一人が行政なり政府機関に意見をいう、それがある程度の数になれば世の中を変えることができます。

食べた量を気にしないで

それから、タンパク質が何カロリーだとか、糖質がどうのというような分析的な科学で食品を考えないでください。子どもがいくらたくさん食べても、太りすぎず、元気であればそれでいいし、一生懸命に食事に気をつけていても、あまり太ってきたらなんとかしなければいけません。計算上では栄養が足りなくても、子どもの様子を見ていれば、食べ過ぎか足りないかはわかります。現実の子どもを見ていて調整することが一番大切なことです。栄養学は無視はできませんが、人間には相当幅がありますから、あまりひきずられない方がいいと思います。食べた量では栄養はわかりません。同じ量を食べても、子どもによって分解される異化率が違いますし、消化率も違いますし、胃腸の壁から吸収される吸収率も違います。タンパク質なら人間の細胞に同化する同化率も違います。つまり、身に付き方が違うわけです。消化と吸収には多くのプロセスがあって、いろいろなファクターがかかわりますから、食べた分量だけでは栄養はわかりませんし、さらに消費する量とも関係しているわけです。

要するに、これだけのタンパク質をとりなさい、何カロリーをとりなさいというのは、一人一人が違うことを無視しているということです。小食であろうと、偏食だろうと、大食だろうと、まあまあ普通の体格で、普通に元気に育っていればそれでいい。大切なのは、子どもの事実を見ることです。

（出典：「子どもたちの幸せな未来[1]共働きの子育て、父親の子育て」）

自然流の母乳と食事

真弓定夫（小児科医、真弓小児科医院）

カタカナの食べ物を、ひらがな・漢字の食べ物に

野生の動物は、その動物が発生した場所でずっと同じ物を食べています。パンダは中国の山の中でササの葉を食べ、コアラはオーストラリアの草原でユーカリの葉を食べます。人間は移動しますが、猿が住めるところに住んでいる人間と、猿が住めない土地に住んでいる人間の2つに分けられます。そして、それぞれの場所での食べ物はどうしたものが自然なのかと考えてみると、それぞれの地域の人間にふさわしい食が見えてきます。

猿が住めない場所は、本来は人が住めない場所です。そうした場所にも人間が住めるのは、火を使い、住居に入ったからです。フランスや北イタリアには猿はいません。北欧、カナダ、北海道にも猿はいません。猿が住めないところに人間が移り住んだ時、最初は食べ物に非常に苦労したはずです。現在の日本人以上にアレルギーやガンがあったかもしれ

ません。

しかし、人の体に合わない食物でも、2000年という長いスパンで食べ続けていれば、遺伝子が変わってきて食べても平気になります。だから、今ではフランス人はパンを食べても平気、イタリア人はパスタを食べても平気、北欧の人は牛乳をがぶがぶ飲んでも平気になりました。彼らは苦労して、自分たちの食文化を作ってきたのです。だから、その食文化は崩しません。

しかし、日本人はパンや牛乳を取り始めてから、せいぜい60年ほどしか経っていません。また、猿の住む日本では、そうしたものを食べる必要のない土地柄でもありました。

そうした風土に暮らしてきた日本人に合う食事は、パンや牛乳ではなく、ご飯やみそ汁です。パンはやめてご飯にする。パスタはやめてうどん、スープはやめてみそ汁に、チーズはやめて豆腐に、サラダはやめてお新香に、ドレッシング、マスタード、ケチャップはやめて、塩、みそ、醤油にする。それが日本人に合った食生活であり、食文化です。水分はあくまでもノンカロリーで、水とお茶が一番です。

つまり、カタカナの食べ物を子どもにあげていたら、それをひらがな、漢字の食べ物に替えていくことです。

また、一度にたくさんの量が食べられない子どもは1日3食を基本にして、未就学児なら、おやつを2回、小学生なら1回くらいが必要になります。ただし、おやつはあくまでも3食の補助ですから、食材は3食と同じものでなければいけません。おにぎりや焼き芋《いも》がもっともよいおやつになります。

現代社会には、ビン詰《づ》めや缶詰め、冷凍食品などが氾濫《はんらん》しています。そういった食材は腐らずに保存が利くので便利です。しかし、食べ物は本来、必ず腐《くさ》るものです。腐らないものは不自然です。ですから、腐るものを腐らないうちに食べる、ということが原則です。また、健康のためには大食をしないことです。少しだけおなかの空いた状態が、健康上はもっともよい状態です。

「薬」という漢字には草と木があります。ご飯、野菜、海草をたっぷりと、果物、木の実を少量、楽しんで体を楽にするのが本当の「薬」です。日常的にそういった「薬」を取っていれば病気にはならない健康な子どもに育ちます。

ところで、神奈川歯科大学の斎藤滋《しげる》さんは、古墳から出てくる食べ物を復元して生徒たちに食べさせ、それぞれの時代の食事を食べるためには、何回噛《か》まなければならなかったかという報告を出しました。それによると、弥生時代は1日に3900回くらい、戦国時代は2500回くらい、江戸時代の初期は1500回くらいで、末期には1200回くらいに減っています。私が生まれた昭和10年代は、江戸初期と同じ1500回くらいですが、今の子どもは1日にたった600回です。噛む時の刺激によって脳が刺激されるのですが、これではとても脳が発達しません。

子どもに咀嚼《そしゃく》の力をつけるのは、簡単なことです。ふだんから堅《かた》くて大きな物を食べさせればいいからです。昆布《こんぶ》やスルメ、そこまで意識しなくても、キンピラゴボウでもいいでしょう。脳の働きを活発にし、人の基本を作るには、よく歩くこと、よく手を使うこと、よく噛むことが大事です。

母乳育児が原点

この世界には約4000種類の哺乳動物がいます。哺乳動物は乳を分泌し、同じ種のおっぱいで育てるのがもっとも自然な状態です。つまり、哺乳動物の子育ての原点は母乳育児だということです。

おっぱいの主要な固形分は乳糖で、それを分解する酵素をラクターゼ（乳糖分解酵素）といいます。赤ちゃんの時はおっぱいを分解しなければなりませんから、ラクターゼがたくさん出ます。しかし、成長とともにラクターゼはだんだんと減り、断乳と同時にほとんど0になります。ラクターゼが0になるので、赤ちゃんはお母さんのおっぱいが飲めなくなり、他の食べ物を食べるようになるわけです。

ですから、哺乳動物は必ずお母さんのおっぱいが飲めなくなるような仕組みになっています。牛の子どもも断乳後は牛乳を飲めなくなります。

人間の場合は、他の動物なら断乳できる時期になってもあげている人がいます。あまりだらだらあげるのはよくありませんが、歩ける前に断乳（卒乳）するよりは、はるかによいでしょう。しかし本来は、子どものラクターゼが減ってきたら止めるのがもっとも理に適《かな》っています。

その時期は人によってかなり幅がありますが、自分で食べ物を集められるようになるかどうかを目安にするとよいでしょう。動物なら歩ける前に乳が飲めなくなったら死ぬしかありません。よちよち歩きでも餓死してしまうでしょう。ある程度しっかり歩いて、草を引き抜いたり、昆虫を捕まえられるようになったらもう母乳は要らないと考えてください。

母乳は血液です

おっぱいは何色をしているか知っていますか？　誰もが白いと思っているでしょうが、実は乳腺を通る瞬間まで、母乳は赤い色をしています。それは母乳が「血液」だからです。

血液だから、牛の赤ちゃんに牛の母乳である牛乳を静脈注射しても牛の赤ちゃんは死にませんが、人のおっぱいを牛の赤ちゃんに注射すると死んでしまいます。人の赤ちゃんにお母さんのおっぱいを注射しても死にませんが、牛乳を注射したら死んでしまいます。他の動物の血液がダイレクトに入るからです。

牛のおっぱいである牛乳は生まれたらすぐに歩き出し、体がどんどん大きくなる牛のためのものですから、タンパク質が人のおっぱいの3倍もあります。体を大きくするためにはよい飲み物ですが、それは人間のためのものではありません。

それなのに、牛乳を人が経口で取ったらどうなるでしょうか。アレルギーといった問題もありますが、なによりも頭が体の前にある牛を育てる乳をとり続けることで、人の子どもの脳へどのような影響を与えるかが私には心配です。

1977年、アレキサンダー・シャウスという犯罪学者が、執行猶予中の犯罪者を二つのグループに分け、ただ一点を除き、まったく同じ生活をさせて再犯率を調べました。違う点は、片方のグループには牛乳、乳製品、白砂糖を与えなかったことです。そして、2年間観察した結果、与えたグループの再犯率は33・8%、与えなかったグループは11・7%だったと報告しています。

4000種類の哺乳動物のおっぱいに同じ成分のものはありません。私は人のおっぱいの中には、人の心と頭を育てるような成分も入っていると思っています。

(出典:「子どもたちの幸せな未来」を考える⑫年齢別の子育て・育児、なるほど知恵袋)

母乳育児は楽しい！

宗　祥子（助産師、松が丘助産院院長）

母乳だから「楽」なこと

子育てに楽という言葉は使いたくないのですが、母乳で育てた方がゆとりのある育児ができると私は思います。授乳の時間には必ず赤ちゃんと一緒にいなければなりませんが、それを覚悟する気持ちさえあれば、母乳で育てることはむしろ楽なのです。おいしい母乳をあげていれば授乳にそれほど時間がかかりませんし、子どもは満足します。ニコニコして泣かないので余裕もできてきます。余裕があるとかわいいと思えますから、楽しい育児につながっていきます。

母乳を飲んでも泣いていると、まだ足りないと思っているお母さんがいますが、多くの場合はそうではなく母乳がまずくて怒って泣いているのです。そこを間違えて、さらにミルクを足し、今度はお腹がいっぱいになって苦しくて泣いている赤ちゃんもたくさん見かけます（最初の3か月くらいまで平均一日30グラムくらいの体重増でいいのに、その誤解から70グラムも増えている赤ちゃんを見たことがあります）。

赤ちゃんは泣いているものだと思っている人もいますが、赤ちゃんが泣くのは、泣く必要があるからです。おなかが空いたから泣く、オシッコをしたから泣く、眠いから泣く。その原因を取り除いてあげれば無駄には泣きません。

また、母乳で育てれば、授乳の器具を消毒をしたりすることもなければ、移動する時にわざわざ乳瓶《びん》やお湯を持ち運ぶ必要もありません。赤ちゃんが欲しがったらただあげればいいわけです。

仕事を持っている母さんの場合は、昼間は人工乳を飲ませて、夜は母乳にすればよいと思います。私はそうやって子どもを育てた人を何人も知っています。出産して産休明けからすぐに社会復帰をする人は、できる範囲でやればいいと思います。

最近の人工乳は質もよくなっているので、トラブルもそう起こしません。母乳と人工乳を併用しながら上手に子育てをしている人もたくさんいます。

おいしい母乳とは？

母乳は量について語られることが多いのですが、大切なのはその質です。質のよい母乳を飲んでいる子の顔はすっきりしていますから、顔を見ればすぐにわかります。

質の良い母乳とはどんな母乳でしょうか？

母乳はどんな色かと尋ねてみると、多くの人はちょっと黄色味がかった白と答えますが、そういう母乳は濃すぎてつまりやすく、赤ちゃんにとってもおいしい母乳ではありません。

赤ちゃんが好きな母乳は、お米のとぎ汁のようにちょっと透き通っていて、さらりと甘く、ほんのり青みがかっている母乳です。

またよく「オッパイが張る」といいますが、質の良いおいしい母乳が出ている時は張りません。おいしい母乳は赤ちゃんが吸うと奥から湧《わ》いてくるように出るからです。赤ちゃんはちょっと吸って少し待っています。その待っている間に母乳が湧いてくるので、赤ちゃんはゴックン、ゴックンと飲むことができます。

また、おいしい母乳を飲んでいる赤ちゃんは目をぱっちり開け、お母さんの顔をじっと見ながら飲んでいます。飲みながら寝ているのは、母乳が濃いので飲むのに力がいりますし、飲み終わるまでに時間もかかるからです。さらっとした本当に良いオッパイは赤ちゃんが飲みやすいので、授乳にそれほど時間がかかりません。

母乳のよしあしはお母さん自身の代謝状態にもよりますが、お母さんが何を食べるかにも大きくかかわっています。

普通の食事に注意

助産院で子どもを生みたいという妊婦さんに「いつもはどんな食事をしていますか?」と聞くと、大概は「普通の食事をしています」と答えます。そこでさらに「普通の食事ってどんな食事ですか?」と聞くと、朝ご飯はパンとハムエッグにカフェオレを飲み、人によっては果物、便秘をするからとヨーグルトを食べる。昼はうどんやスパゲティ、夕食はご飯というパターンが多く見られます。確かに現代の普通の食事だと思いますが、これが母乳のトラブルの原因となる場合があります。パンを食べると大概はバターやジャムをつけることになりますが、バターやヨーグルトといった乳製品は母乳にはよくないですし、パンやパスタやうどんをとりすぎると赤ちゃんの肌がざらつくことがよくあります。

また、動物性タンパク質はできれば控えた方がよいと思います。タラコとかシシャモ、数の子などの魚卵は赤ちゃんの皮がむけるほどひどい影響が出る場合があります。

おいしい母乳を出す基本は野菜中心の和食です。肉を食べていても影響のでない人もいますが、そういう人もよく聞くとそれほど肉を食べているわけではなく、基本は和食であったりします。

糖分や油分を使わずに野菜中心の食事にすると、母乳はさらりとして味がよく、トラブルも起こしにくくなります。牛が草を食べて牛乳を出しているように、人間も野菜と穀類をいっぱい食べる方がいいのだろうと思います。

私は自然食を専門的に勉強しているわけではありませんが、経験的にはともかくご飯を食べると母乳の質はよくなります。胚芽米《はいがまい》か三分搗《づ》きくらいにするとさらによいと思います。三分搗きなら普通の炊飯器でも炊《た》けます。

こういう食事は、〝おいしくないのに我慢して食べているのではないか〟と思う人もいるかもしれませんが、そんなことはありません。私は、おいしくないけれど我慢して食べるというのでは、もうそれだけで食事の意味がないと思っています。

私の家では精米器（最近は手頃な価格のものが出ています）を買って三分搗きにしていただいていますが、子どもたちは「他で食べるご飯はまずい」などといっています。白米だと物足らないし、おいしくないのです。実際に食べてみたらおいしいし体調もよくなります。是非一度試してください。

とはいっても、ずっとパンを食べていると、妊娠したからといって突然ご飯に変えられない人もいます。そういう人も母乳が出始めたら納得します。ご飯を食べたら確かに母乳がよく出て、赤ちゃんの機嫌がよくなるといった変化が現れてくるからです。どうしてもパンが止められないのであれば、日本で売られている白いパンには砂糖が入っているのでそれを避け、全粒粉《ぜんりゅうふん》（精白してない小麦粉）のパンにすればいいと思います。あまり神経質にならずに、知っておいたら便利だなという情報の一つだと捉えてください。身体全体のバランスがいい人は何を食べて大丈夫です。しかし、何かトラブルが起こった時に、「これが原因かも……」と疑ってみるための材料として考えていただければと思います。

3～4か月はやってみて

私が助産院に来る妊婦さんにまずお話しするのは「お母さんが食べた物が母乳になり、それを赤ちゃんが飲むのだから、お母さんが食べた物で子どもは育っているのだ」ということです。普段は忘れがちなことですが、このことは授乳の時に実感すると思います。

食べた物が母乳に与える影響には個人差があり、体の新陳代謝の状態にもよります。同じ物を食べても循環のいい人は全く何も起こらないのに、人によっては母乳が体調のバロメーターのようになっている場合もあります。食べ物と体調の関係は母乳をあげていなくても起こることですが、子育ての時には自分の食事によって母乳のトラブルや母乳を飲んだ子どもの皮膚の状態や健康状態、機嫌などが関連していることがはっきりと見えてくるものです。

一般的な食事をとってきた人が、野菜中心の和食に変えると早ければ3日目くらいでその効果が現れると思います。たとえば、子どもに出ていた湿疹《しっしん》が落ち着き、完全によくはならなくても、真っ赤だった状態が枯れてくる感じになってくることもあります。

さらっとしてべたつきがない母乳が出るようになってからであれば、時々はケーキや肉を食べたとしても問題にならなくなりますし、また、こうした食事をしていると、母乳にトラブルが起こったり、子どもにひどい湿疹がでたりした時にも何が原因なのかがわかるようになってくるはずです。

先日も、たくさんのお菓子を食べていたお母さんが食事を変えたところ、数日で子どものじゅくじゅくだった肌の腫《は》れがひき、2か月ほどできれいになりました。私の子どもの経験でもきれいになるまでに3か月くらいかかりましたので、簡単にあきらめずに3〜4か月はがんばってみてください。

（出典：「子どもたちの幸せな未来」を考える⑩子育てこれだけは知りたい聞きたい）

第6章

危ない食べ物からわが子を守る生活習慣

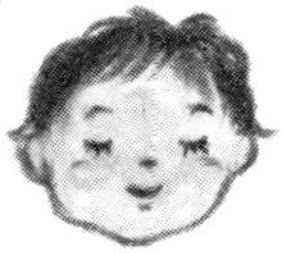

その食事でお子さんの脳は大丈夫?

大澤 博（岩手大学名誉教授）

暴力・破壊行為と食

近年、少年や少女による暴力事件や犯罪が増えています。特にここ数年は、次から次へと凶悪な事件が続き、なかには殺人にまで発展しているケースもあります。犯人とされる子どもが年々低年齢化しており、残虐性《ざんぎゃく》も増しています。そうした犯罪に至らないまでも、数年前から「キレる子ども」といわれているように、自分の感情を抑制できない、攻撃的な子どもが増えていることは否《いな》めません。

衝撃的な事件やそうした現代の子どもの様子が報道されるたびに、論議となるのが心の教育の重要性です。しかし、現代の子どもがおかれている環境をよく考えてみると、本当に心の教育の問題として見るだけで十分なのでしょうか。私は、そこには栄養の問題もあると考えています。

食生活から子どもを変える

心の働きにもっとも重要な関わりを持っているのは脳です。にも関わらず、体の健康や病気にならないように食事の重要性を語ることはあっても、脳との関わりで語られることはほとんどありません。しかし、脳が働かなければ心の働きはないのです。脳が働くには体の他の臓器よりもはるかに栄養が重要です。食事をしっかりとっていなければエネルギーが出ませんから、脳が働かず、学力が低下するのは当然です。

しかも、脳の働きはいったん悪化すると、悪循環に陥《おちい》りやすくなっています。

現在でも、不登校、いじめといった問題の原因は教育だからと、教育制度の改革や心の教育、地域コミュニティの再生ばかりが論じられます。しかし、地域コミュニティの崩壊、教育問題といっても、あまりに問題が大きすぎて、どうしたらよいのか具体的な関わりが見えてきません。また、そうした問題を解決するには時間もかかるでしょう。

それらが大事なことはわかりますが、もっと身近ですぐに始められ、確実にできること、食事から始めてみることが大切ではないでしょうか。

何十年も前であれば、子どもの教育を論じる時に、脳の働きに食事がどう関係するかということまで心配する必要はありませんでした。しかし、現代の食事はいつの間にか脳の働きを低下させるようになってしまいました。当たり前と思われている食事が、実は大きな問題をはらんでいるのです。現代では「その食事で脳は大丈夫なのか」という問いを発しなければなりません。

清涼飲料水とインスタント食は危ない

甘い物を大量に取ることで血糖値が下がり脳にダメージを与える「低血糖」や、イライラや記憶力低下、怒りっぽくなるビタミン・ミネラルの欠乏を起こしやすくしている日常的な食品は、清涼飲料水とインスタント食品です。

清涼飲料水や缶コーヒーには大量の砂糖、ブドウ糖、果糖が含まれていますから、大量に飲んでいると砂糖あるいはブドウ糖・果糖などを取る量が多くなり、エネルギー源となる血糖が高くなります。そのため、ご飯の量は少なくなり、インシュリンというホルモンが過剰に分泌されることによる低血糖症が起こりやすくなるのです。また毎日のようにインスタントラーメンを食べていると、当然ビタミン・ミネラルは足りなくなります。

脳にとって必要なビタミン・ミネラルは、ビタミンB1、B2、B3、B6、葉酸《ようさん》、ビタミンA、ビタミンC、鉄、マグネシウム、カリウム、亜鉛、クロムです。脳細胞がエネルギー源としてブドウ糖を消費する時は、ビタミンBが不可欠です。特にストレスや不安が強い時は、Ｂ群が大量に必要になるため、欠乏するとますます神経症状が強くなります。代表的なインスタント食品、カップめんのメーカーでは、ビタミンＢ１、Ｂ２、カルシウムなどを添加していますが、必要栄養素のすべてが添加されているわけではありません。特にコストが高くなると思われる栄養素は含まれていません。なにより、栄養素を添加しなければならない食品は不自然です。

欲望と必要をしっかり区別する

お菓子やジュースにもピンからキリまでありますから、全く取ってはいけないとはいいませんが、取り過ぎてはいけません。糖分は砂糖で取らなくても、穀物や芋《いも》から取ればよいですし、料理に甘みをつけるために使う程度であればたいしたことはありません。

むしろ問題は、子どもにお菓子やジュースを覚えさせてしまうことです。子どもは甘い物を求めるようになって、与えなければ泣きだします。子どもが欲しがるからと、親が負けてあげてしまうことになるのです。幼児の段階でどうするかが大事になってきます。

子どもが欲しがる物を食べさせ、飲ませるのではなくて、子どもにとって必要なものを食べさせ飲ませる。「欲望」と「必要」はしっかりと区別しなければなりません。

近所の人とのつき合いのために、お菓子やジュースをいただくことがありますが、そのときは角を立てないようにちょっとした妥協をすることが必要です。しかし、大きく妥協してしまってはいけません。「一つだけよ」というように、あらかじめ決めておかないと、際限がなくなってしまいます。お菓子を与える場合にも、「これだけよ」と制限をつけるとか、おやつの時間だけに与えることです。

小さい時から炭酸飲料水を飲んで育っている子どもや大人には、それが甘い物だという認識さえありません。逆に、お茶や麦茶では刺激がなく、物足りなくなっています。私から見れば、欲望を満たすに過ぎないので危ないと思っている食品が、必要な物だと思われていることがしばしばあります。

子どもが、イライラしたり、集中できなかったり、物忘れがひどかったり、過度に反抗的であるなら、「お菓子やジュースは取りすぎていないか」「ご飯を食べ、みそ汁を飲み、野菜や魚を食べる生活をしているか」と食事を振り返ってみてください。そして、試しに2〜3か月の間、食生活を変えて、子どもの様子を見てください。それで落ち着いてくれば身にしみてわかると思います。お菓子やジュースを制限することでつらいこともあるでしょうが、長い目で将来を考えると、子どもにとって、あるいは自分にとっても、いま妥協すると子どもを不幸にする、と考えて欲しいのです。

（出典：「子どもたちの幸せな未来を考える⑦心と体を健やかに育てる食事」）

子どもを攻撃的にする5つの栄養

大澤　博（岩手大学名誉教授）

キレる子どもの栄養学

人をイライラさせたり、人が攻撃的になるのには、さまざまな理由があるでしょう。精神的な原因はもちろん考えられます。しかし、ひどい暴力や激しい攻撃性が持続する場合には、栄養生化学的な面からも疑ってみることが必要だと私は考えています。それは、人間を攻撃的にさせたり、いらつかせたりする栄養生化学的な要因があることがわかっているからです。以下にその代表的な例をあげます。

危険な要因①「低血糖」

現代の食生活の中で、私がもっとも深刻な問題であると考えているのは、甘い物を大量にとることで血糖値が下がり、脳にダメージを与える低血糖です。

甘い物を多く取ると血液中の糖が多くなると思いがちですが、実はそれほど簡単ではありません。お菓子、ジュースなどの甘い食品を大量に取ると、血液中に糖の洪水、つまり血糖（ブドウ糖）の急上昇が起こります。そこで、高くなりすぎた血糖値を下げるために、すい臓からインシュリンというホルモンが分泌されますが、すい臓の活動が過剰になりインシュリンが大量に出ると、今度は低血糖になってしまいます。

脳はエネルギーとしてブドウ糖しか使えないので、低血糖になると、脳の機能が低下します。そこで体は血糖値を上げようと副腎《ふくじん》からアドレナリンというホルモンを分泌し、肝臓からグリコーゲン（糖類の一種）を出させます。この時に副腎から出るアドレナリンは、人を攻撃的にさせるホルモンで「攻撃ホルモン」とも呼ばれています。これが大量に放出されると、カッとなりやすく、暴力をふるう場合もあるのです。

また、血中のブドウ糖値の低下によって脳の機能が低下すると、疲労、不眠、鬱《うつ》症状、イライラ、感情のコントロールができない、集中力の低下など、さまざまな症状も引き起こします。さらに心身のエネルギーが低下するから、脳だけでなく体の筋肉細胞の働きも低下します。外界の心理的、物理的なストレスへの抵抗力も落ちてしまいます。

低血糖には、すい臓に腫瘍《しゅよう》ができてインシュリンが過剰に分泌される器質性の低血糖症もありますが、砂糖の取り過ぎなどで起こる、こうした低血糖は、食原性の機能的低血糖症といわれます。インシュリンを出すすい臓は、なぜ活動過剰になってしまうのでしょうか。アメリカの自然療法医、パーボ・エイローラは次のように説明しています。

「食物から人間が得る三つの基本的な栄養素は炭水化物、脂質、タンパク質であるが、そのほかビタミン、ミネラル、微量元素、酵素なども含まれている。ほとんどの食べ物は割合は違っても、これらの全てを含んでいる。

農業が出現して以降の人間の食物は、そのほとんどが穀物、種子、ナッツ、野菜、果物などの自然の複合炭水化物であり、タンパク質の肉や魚が主な食事となったのは、ある特定の地域だけで、量も少なかった。

だから、もともと人間の代謝作用が適応してきたのは、低タンパク質、低脂肪、高自然炭水化物だけだった。しかし、過去数百年の間に人々は肉や魚を大量に食べるようになった。また、かつてはなかった砂糖や精白穀物（白パン、白米）のような、純化された炭水化物も大量に食べるようになった。

しかし、人間の体はもともとそのような食事で正常に機能するようにはできてないので、そうした現代の食生活は代謝作用に過度の負担をかけることになる。低血糖症はこのような食生活の変化に伴う、栄養関連障害の一つである」。

血糖調節器官の異常な反応や機能低下は、ストレス、アルコール、コーヒー、喫煙、栄養欠陥、食べ過ぎなどでも起こりますが、もっとも大きな原因は間違った食習慣です。

食原性の低血糖症を防ぐには、糖類を甘い物からとらずに穀物から得ることです。食物は消化されて分子レベルに変化し、米などの穀物は分子が大きい「多糖類」なのでゆっくり分解・吸収されていくのですが、砂糖は分子が二つしかない二糖類なので、早く分解・吸収されます。つまり、砂糖は短時間で分解・吸収されるので、血糖値が急激に上がり、下がり方も急になります。しかし、穀物は時間をかけて分解・吸収されるので、血糖値が安定します。

危険な要因②「ビタミンBの欠乏」

「神経ビタミン」ともいわれるビタミンB群は、特に神経に関わっているビタミンです。糖を分解してエネルギーにするために必要なので、これが含まれていない食べ物を大量に取ると欠乏が促進します。

たとえば、ビタミンB1が欠乏するだけでも、協調性や道徳性を低下させるとされています。そこで、B1（チアミン）は「道徳ビタミン」と呼ばれています。

アメリカのメイヨー・クリニックの実験からは、B1欠乏の実験志願者全員が、3か月以内に、興奮しやすい、鬱《うつ》、けんかしやすい、非協力的、不幸が迫っているなどの感じになったが、Ｂ１（チアミン）が補助食品として加えられると２～３日で快活になり、疲れもなくなったという報告が出ています。

また、Ｂ２が欠乏すると鬱や精神疾患を、Ｂ６ではイライラや記憶力低下、Ｂ12では錯乱や記憶力低下などの影響があるとされています。さらにビタミンの一種である葉酸の欠乏は、不安や鬱を引き起こします。

危険な要因③「必須ミネラルの欠乏、またはアンバランス」

体に不可欠なカルシウムが欠乏すると、鬱状態、記憶障害、不眠、怒りっぽい、イライラなどが起こります。

体内のカルシウムの99パーセントは骨と歯の中にあり、１パーセントが骨と歯以外の軟組織と血液中にあり、神経に決定的な影響を与えています。カルシウムの欠乏は摂取不足だけでなく、リンの過剰によっても起こります。リン過剰は、インスタント食品や動物性タンパク質の取りすぎなど、現代型の食生活によって起こりがちです。

カルシウムと同様に不可欠なマグネシウムは「自然の精神安定剤」といわれ、欠乏すると、興奮しやすくなる、不眠、鬱状態を招くなど、やはり神経に重要な役割を担っていますが、加工食品が多い食生活では不足になりがちです。

また、マンガン欠乏はめまいやひきつけを、必須脂肪酸の欠乏は鬱、気分変動、記憶力低下、学習障害を起こします。

危険な要因④「有毒金属の蓄積」

アメリカの犯罪栄養学者である、アレキサンダー・シャウス博士は、食生活と凶暴性の関係を研究するために、暴力犯罪者の毛髪分析をしたところ、非暴力犯罪者よりも銅・カドミウム・鉛の値が明らかに多いことに気づきました。

私が1984年から翌年にかけて行った少年院の非行少年と無非行少年との比較調査でも、有毒金属であるアルミニウム、カドミウム、鉛は明らかに少年院の少年の方が多いという結果が出ています。ちなみに、必須ミネラルのうち、マンガン、亜鉛、カリウム、ナトリウム、マグネシウムについても差が認められました。

なお、鉛は頭痛、興奮、怒りやすい、鬱、多動、攻撃性などの症状を起こし、カドミウムの中毒症状には攻撃、錯乱、神経過敏が、アルミニウムは老化をもたらします。またここには入っていませんが、銅は不安、恐怖を、ヒ素は頭痛、眠気、錯乱などを起こすといわれています。

現代社会では、車の排気ガス、道路の粉塵《ふんじん》、缶入り飲料水などから溶け出す金属など、これらの有毒物質が体内に入りやすい可能性があると予想されます。

危険な要因⑤「食品添加物」

食品添加物についてはいろいろなところで取り上げられていますので、ご存じの方も多いでしょう。たとえば、加工食品の添加物表示でよく目にする食品添加物に、リン酸があります。リン酸は特にハム・ソーセージなどの肉の加工品や、レンコンなどの漂白《ひょうはく》した野菜などに使われています。

ドイツのマインツ大学精神医学研究所で、リン酸が子どもの行動に及ぼす影響の研究として、10歳児に簡単な人物画を描いてもらう実験をしました。その子は、最初は色彩豊かで形もしっかりと描いていましたが、リン酸投与後5分で興味を失い、さらに2分後には紙をひったくって描いたものの、顔と足が描かれておらず、やがて座っていることも鉛筆を持っていることもできなくなったそうです。

このような低血糖症やビタミン・ミネラルの欠乏を起こりやすくしているのが、清涼飲料水とインスタント食品です。全く取ってはいけないとまではいいませんが、イライラしたり、攻撃的な子どもの場合はとりすぎに注意しなければなりません。

（出典：「子どもたちの幸せな未来」を考える⑦心と体を健やかに育てる食事）

野菜をたくさん、肉はひかえめ

東城百合子（自然食、自然療法研究家）

野菜好きは、自然と仲良くなることから

ときどき、お母さんから、「うちの子は野菜が嫌いです。どうしたらいいでしょうか？」という相談を受けることがあります。子どもが野菜を食べないのは子どもの側に問題があると思っているお母さんもいますが、そうしつけてしまったのはお母さんです。それなのに、急に「野菜を食べなさい」と口でいっても無理です。まず野菜に親しみを持つことから始めてはどうでしょうか。

私が子育ての時に心がけたのは、自然と仲良くなることでした。泥んこになって遊ぶことはもちろん、一緒に土いじりをしてキュウリやナス、トマトなどの種を蒔《ま》いて育てました。すると、子どもたちは毎日観察して、「今日は葉が大きくなったよ」「こんなにツルが伸びてきたよ」と報告に来るようになりました。キュウリやナス、トマトが稔《みの》り出すと毎

日なでてあげていましたから、キュウリはイボがとれてツルツルになり、ナスやトマトはピカピカになってしまいました。そうしたキュウリとトマトをもいでサラダにしたり、ナスのはさみ揚げを食卓に出すと、目を輝かせて嬉しそうに食べていました。都会の真ん中のマンション住まいでも、植木鉢やプランターがあれば種を蒔いて、野菜を育てる喜びを体験することはできます。レタスやパセリ、小松菜などは小さなプランター一つで簡単にできます。そうして親しんだ野菜なら、「きらい」とはいわないでしょう。

いつ芽が出るかという待つ楽しみ。黒い土から小さい緑の芽がそっと顔を出すのを見つける喜び。毎日の成長を見る喜び。野菜を育てることで得られるたくさんのことは、いのちを育てる不思議と喜びの体験です。是非、お子さんと共有してください。

肉は食全体のバランスの中で

肉は栄養価が高いと思っている親は多いのですが、肉に含まれている栄養素がどんなものであるかということを知っている親はそれほど多くはありません。ファストフードのハンバーガーにしても、肉が入っているから栄養があるし、値段だって安いからいいだろうと、あまり疑問に思っていないように見えます。

肉の主な栄養素はタンパク質で、カルシウム、ビタミンは少量です。このタンパク質を代謝するためにはビタミンCが必要です。また、肉には脂肪が多く含まれていますが、脂肪を代謝するためにはビタミンB2が必要になります。ですから、肉を食べ、タンパク質を上手に消化吸収するためには、同時にビタミン類を補う緑黄野菜類を食べて、バランスをとる必要があります。

また、肉は酸性の強い食品ですから、中和するためにアルカリ性の食べ物を補わなければなりません。たとえば300グラムのステーキを食べたとしたら、野菜などを約3倍とる必要があります。つまり約1キロもの野菜をとらなければならないのですが、実際にはそんな食べ方は絶対にできません。

食物の酸性とアルカリ性というのは、食べたものが体内で消化吸収されたあとに残るミネラルの量と種類によって決まります。そのミネラルが体液を酸性に傾けるものが酸性食品、アルカリ性に傾けるものがアルカリ性食品です。東洋医学では陰と陽という考え方がありますが、これもミネラルに関係しています。

こうした酸性とアルカリ性の調和からいっても、タンパク質は肉ではなく植物性の食品で補った方がよいわけです。植物性のタンパク質を含む代表的な食品である、大豆はアルカリ性です。また植物性のタンパク質は、ビタミンやカルシウムをはじめミネラル類も一緒に持っていますから、吸収もよいのです。私は、肉を食べることはあまり勧めませんが、もし食べるなら1食に50グラム程度、せめて100グラム以下にするべきです。

肉にはカルシウムが多いので、肉を食べないと骨が弱くなると思っている人がいますが、カルシウムは青菜、豆類、海草、小魚などに多く含まれます。「肉が栄養」と、過剰に食べすぎると、骨が溶けて弱い子どもになってしまうこともあります。肉のタンパク質を消化器で消化・吸収するためには、より多くのカルシウムとビタミンが必要となり、それが食べ物から補いきれなくなると骨のカルシウム分が使われてしまうからです。肉を食べるならゴマや大豆の植物性を6にして肉を4の割合にした方が健康的です。これでカルシウムやビタミンを補い、緑黄野菜や根菜類で酸とアルカリとを調和することがどうしても必要になります。根菜類にもカルシウムやミネラルが豊富に含まれていますから、にんじん、ごぼうなどの根類に、高野豆腐、こんにゃく、昆布などを組み合わせて煮物にしてたくさん食べるといいでしょう。こうした食品の繊維質は体の毒素を流し、消化・吸収も助けてくれます。

腹八分目に食べる

私の子どもたちが食べ盛りの時に、「肉を食べるとおなかに溜《た》まるので、ほんとに食べたという感じがする」といっていました。玄米や豆や植物性のグルテン（小麦タンパクの加工品）などを食べても途中で消えてしまい、おなかの底に溜まらないし、食べた感じがしない。だから肉がいいといったのです。でも私は「肉は50グラムでいいのよ」といって、時々料理に加えるくらいでした。「これじゃあ、ダシみたいじゃないか」といわれたこともありますが、「植物性のタンパク質で補った方が健康的で調和されるから、これでいいの」と私は譲《ゆず》りませんでした。

動物性の食べ物は、植物性の食べ物に比べて消化が遅く、吸収力も弱いのです。栄養学ではそこまで教えてくれませんが、しかし、食べてみて体が重いと感じるのは食べすぎているということで、バランスも崩しています。だから、「腹八分目に食べる」ことが大切なのですが、最近は「腹八分目」の量がわからない人が増えてきました。

自分が食べる量は、自分の神経が教えてくれるものなのに、アンバランスな食事では神経も活力を失い、ボケてくるからわからなくなってしまいます。おそらく、テレビや雑誌などからの健康情報を、次から次へと鵜呑《うの》みにして頭の中にため込んでばかりで、実際に自分にとってどうなのかとやってみようとはしないからでしょう。

化学調味料や食品添加物など、体に負担が多いものを子どもの時から取り続けたり、栄養のバランスを考えずに食事を取ったり、いつも自分が食べたいものばかり食べていると、神経が麻痺《まひ》して感覚がボケてしまって、はっきりここが腹八分目というピリオドを持てなくなります。病気との縁も深くなります。

腹八分目がわかるようになるには、よく嚙《か》むことが大切です。嚙むことで運動神経が働くからです。実際に試してほしいのですが、よく嚙むと運動神経が動いて、気持ちが落ち着いてきます。すると、脳の働きがおだやかになり、内臓がスムーズに消化活動をするようになり、食べたものが栄養となり、ドシンと落ち着いてきます。1日2日では無理ですが、そうした自覚を持って生活をしていると、自然に体と胃袋が、「私の食べる分量はこれでいいのだな」と教えてくれるのです。しっかり嚙むことは、食べ物を味わい、消化を助けるためだけでなく、こうしたことのためにも大切なのです。

（出典：「子どもたちの幸せな未来を考える⑦心と体を健やかに育てる食事」）

脳と体の動きを支える食事

廣瀬正義（食と教育研究家）

運動をすると脳が活性化する

人間の体は使わなければ萎縮《いしゅく》します。専門用語で「廃用性萎縮《はいようせいいしゅく》」といいますが、その反対に、動けばより豊かに発達していきます。これは「動作性肥大」といいます。動物は「廃用性萎縮」と「動作性肥大」の両面を持っていて、使わなければ発達すべきものが発達しなかったり、発達したものでも退化、萎縮していきます。筋肉をどんなに鍛《きた》えても、維持するためには、運動をずっと続けなくてはならないことはよく知られていることです。

脳の働きも同じです。使うから維持されているのであって、使わなければどんどん萎縮してしまいます。この場合の「脳を使う」には、二つの意味があります。いわゆる知的な使い方と、運動的な使い方、とでもいうべきものです。運動的な使い方というのは、脳を維持している筋肉を使うことで、その刺激が自然に脳に信号を送って脳を活性化していくということです。それがないと脳は萎縮してしまいます。

人間の筋肉がもっとも弛緩《しかん》している時は寝ている時です。椅子に座った時は寝ている時よりも筋肉は緊張しますが、柔らかい椅子に座るとすぐに眠気が出てきます。これは、脳の活性が低下している、つまり筋肉の刺激が弱くなっているからです。立った時には身体の重力を筋肉が支えていますから、より強い筋刺激が自然に脳に行き、活性が高まり目が覚めます。歩くとさらに脳を活性化させます。

運動前と運動後で、記憶力を調べてみますと運動後のほうが10パーセントから15パーセントくらい良くなります。脳の活性度が高まったわけです。筋肉を使うと脳への刺激が起こります。しかも、腕立て伏せなどの上半身を使った場合と、ランニングなどの下肢の筋力を使った運動後では、後者の脳の活性度のほうがいいこともわかりました。筋肉を使った量が多いから、そのぶん脳の活性度が高くなったのです。

このように、脳を活性化させるには運動が大切ですが、私はさらに「運動のもとになるのは何か」を考え、われわれの身体を作っているすべての物質とエネルギーのもとである「食」にたどり着きました。そして「食」と「運動」と「脳の活性」の三つの関係について取り組んできました。

私は、子どもたちの食事を具体的に把握するために、1週間に食べた食品を30年近くの間すべて個々に記録をとってきました。すると、全てが完全にピタリと合ったわけではありませんが、食生活が子どもたちの脳の活動や運動能力、性格にかなりの影響を及ぼしていることがわかってきました。

多品目の食物を食べている子は成績がいい

30年にわたる調査からわかってきたことは、朝昼夕の3食でいろいろな食品をできるだけたくさん食べている子どもは、体力だけでなく、集中力や気力が向上し、脳の働きが活性化して学力・成績がよくなる、ということです。

たとえば、食生活と脳の働きの関係について調べるために、私が考案した「廣瀬式乱数記憶再現テスト法」で調査したところ、1週間の摂取食品数がもっとも少なかったグループのテストの点数が100点満点中62・2点ともっとも低く、40種類台のグループでは67・6点、50種類台では約69・9点、60種類台では71・8点、70種類台では73・0点と、摂取食品数が多くなるにつれて点数が高くなる傾向がはっきり出ています。

また、中学校の学習教科である国語、社会、数学、理科、音楽、美術、保健体育、技術家庭、英語の9科目で、それぞれ5段階評価の学習成績と、1週間にとった食品数の関係を調べたところ、やはり1週間にとった食品数が少ないグループほど成績が低いという結果が出ました。もっとも高い点数だった70種類以上のグループの33・1点（満点45点）に比べると、10点もの差があったのです。

さらに、1食あたりの摂取食品数と学力偏差値、成績を調査したところ、やはりもっとも少ない3・9種類以下では学力偏差値が最低の48・9、成績は23・6点。もっとも多かった12種類以上では最高の61・2で、成績も32・6点となりました。

知能偏差値グループ別に摂取食品数の違いと成績を比べてみても、ほぼ同じ知能偏差値であっても、摂取食品数が多いグループの方が学習する能力が高いことがデータの上からうかがえます。もちろん、摂取食品数と成績だけで、脳の活動状態の全てが測れるわけではありませんが、毎日の調和のある食生活が頭脳の活性化に大きな影響を与えていることはまず間違いありません。つまり、ただ単に「体力をつけろ」「運動をやれ」「勉強をやれ」といっても、きちんとした食生活がなければ何の意味もないということです。

極端な例ですが、学校で非常に粗暴な子どもや問題行動に走る子どもは、食生活が非常に乱れていることが多いのです。あるいは、2年生の夏休みや3年生の夏休みを過ぎたあたりに急に問題を起こす子どももいます。そういう子どもの食生活の記録を1年生の時と比べてみると、食生活も急に変わっていることがよくあります。統計的にも、生活行動と食事は関係があります。

（出典：「子どもたちの幸せな未来④子どもを伸ばす家庭のルール」）

食卓から始める子育て

東城百合子（自然食、自然療法研究家）

食生活のけじめはきっぱりと

「朝食を食べないと頭が働きませんよ」「子どもが朝寝坊で朝食を食べないで学校に行っています」という言い方があります。親は子どもにしっかりと朝食を食べてほしいと願っているのですが、なかなかうまくいかないという話をよく聞きます。

朝食が食べられないのは朝だけに原因があるのではなく、生活のスタイルが夜型になっているという生活全体に問題があります。夜遅くまでテレビを見て起きていたりすると、夕食をきちんと食べていても、また何かが食べたくなってお菓子をつまんだり、ジュースやコーラを飲んでしまいます。すると翌日の朝は起きられないし、朝食も食べられないという悪循環を生みます。甘い物が多くなると体はさらにアンバランスになり、疲れやすく、頭の働きも鈍ります。神経がピリピリして不眠のもとにもなります。

そうした子どもの生活全般を見ないで「朝食をしっかり食べなさい」といっても、食欲が出るはずもありません。

自然のリズムが生活の中で回復すると、子どもは見違えるように生き生きしてきます。朝もきちんと起きて、朝食も食べられるようになるものです。こうしたことは大人にもいえることですが、子どもの場合は絶対に夜早く寝て朝早く起きるという自然のリズムに合った生活習慣を守ってください。

1日3食のうちの1食はパンでもよいと思いますが、学校給食はパンが多いので、朝食はできるだけご飯にした方がよいでしょう。パンにする場合もバランスが大切です。精製された白いパンにバターを塗って牛乳を飲むという食事はバランスがよいとはいえません。パン食にするならフスマ（小麦粉の種皮）や胚芽《はいが》の入ったパンや全粒粉《ぜんりゅうふん》（精白していない小麦）のパンにした方がよいでしょう。

その一方で忘れてほしくないのは、成長期の子どもが3食しっかり食べた方がよいのはその通りですが、朝食は絶対に食べさせなければならないのだ、と思いこみすぎないことです。時にはゆとりと余裕を持って「食べられないなら食べられるようになるまで食べなくてもかまわない、その代わり、間食や夜食は絶対にしてはいけない」という生活のけじめを親がはっきりさせればいいのです。

子どもが食べないと、すぐに栄養不足を心配して、脅《おど》したりすかしたりして無理にでも食べさせようとしたりします。あるいは、子どもに迎合《げいごう》した食事を作って、ともかく食べさせようとしてしまいがちです。しかし、食べなかったり、文句をいうのであれば2、3日は食べなくても死にはしないと思い切って、「食べなくてもいいのよ」と片づけてしまうくらいの心づもりがなければ、子どもを健康には育てきれません。そういう心意気を親が持てれば、その心は必ず子どもに伝わります。

母親の手が世界を動かす

私は、今と昔では生活の中で納得する体験が得られるかどうかが、大きく違ってきていると思います。

去年、北海道から新鮮なサンマが送られてきました。それを小学校5年生になる孫が自分でさばいて、三枚におろしてお刺身にしました。そのサンマは生で食べても大丈夫だけれど、普通のお店で買ったのは生では食べられないし味も違う。何が本当で、何がどんな味か、ということが「生活」です。そういう体験をすることで、「いのち」はそんなに簡単にはできないと納得する。口でいっても子どもは覚えませんが、子どもには好奇心がありますから、教えてあげながら一緒にやれば喜んでやります。

そのお刺身を食べながら、家族でサンマについて話をすると、生きた情報となって子どもたちの記憶の中に残るのです。

「焼いたサンマに大根おろしを添えることは、サンマをおいしく食べる一つの方法だけど、その方がよりおいしいというだけでなく、酸とアルカリのバランスが調和するということだよ」。サンマは酸性食品ですから、アルカリ性食品の大根おろしを合わせて食べることで消化を助け、調和するわけです。それから「サンマだけでは片寄るから、色の濃い野菜の人参や青菜なども一緒に食べると栄養のバランスがよくなるよ」と教えてあげる。そうやって身体で覚えていくわけです。

昔の人は「いのち」のある暮らしをしていましたから、栄養学を知らなくても、今の人よりよほど「栄養」についてわかっていました。春夏秋冬それぞれの季節ごとに、その土地その土地で実る旬《しゅん》の恵みをありがたくいただけばいい、という考え方が生活の中に根付いていました。それが、身体によい、一番わかりやすい栄養です。今はそれがありません。スーパーなどに並んでいる食材を見ても、旬も季節感もありませんし、どこから来たものか不明な食材もあります。そうやって売られているものを何も考えずに購入し食べている人がほとんどでしょう。

だからこそ現代の親は、子どもはどの程度のタンパク質を取ればよいのか、栄養のバランスを取るにはどんな食物がどのくらい必要かということを知らなければなりません。それは、動物性の食品を食べさせるのならカルシウムやビタミンを補うためにより多くの野菜が必要で、色の濃い野菜にはカルシウムやビタミンが多く含まれている、というようなことです。

しかし、その知識をいちいち幼い子どもに教える必要はありません。親がきちんと理解して、生活の中で受け止め、自然の心温まる食卓を作ってあげることです。

「肉はだめ、添加物はだめ」と断定して、温かい人間関係がなければ、反感をかったり、徒労に終わることになりかねません。説明し、納得してもらうことは大切ですが、理屈を先行させるのではなく、できるだけ自然が養い育てた材料を吟味《ぎんみ》し、労を惜しまないことです。そのために無理にがんばるのでは、いずれはいきづまってしまいます。初めから大改革をするのではなく、少しずつ勉強し、工夫して作った料理をできるだけ美しく盛りつけ、楽しい雰囲気のある食卓を作ることから始めましょう。そして、食卓の話題の中にさりげなく食品添加物のことや、健康のこと、栄養のことを持ち出してみたらよいと思います。

大切なのは、自然のリズムをいかに生活の中に取り入れるかということです。ゆとりと幅を持って心温かく生きる努力の方が、枝葉ばかりを見てイライラ生きるよりもずっと安らぐと思います。

そのためにはまず、両親が健康であることです。親が健康でなければ、明るく温かい心で子どもに接することができませんし、手まめに食事を作ることもできません。

最近は働く女性も増えてきました。私も仕事を持ちながら2人の子どもを育ててきたからわかりますが、仕事と家事や子育てを成り立たせるのはとても大変なことです。しかし、時間がないから、面倒だからといって、便利なファストフードではなく、やはり心をつくした食事を自分で作りたいものです。

「ゆりかごを動かす手は世界を動かす」という言葉があります。世界を動かす素晴らしい手は母の手である、と私は誇りを持って思っています。

（出典：「子どもたちの幸せな未来を考える[7]心と体を健やかに育てる食事」）

あとがき

18人の先生方や専門家からのメッセージ、いかがでしたか？「子どもの幼い頃からの生活習慣が、実は将来にわたって、その子の人生すら左右しかねない大切なポイントである」ということが見えてきます。また、人間だれもが持つ、自己の免疫力、自然治癒力の高さが健康を決定づけることとも具体的なエピソードに込められていました。

この本の最後に、その生活習慣と免疫力について、西原研究所所長の医学博士、西原克成先生の提唱する、健康に子どもたちを育てるヒントを列記させていただきます。（これらは、『子どもたちの幸せな未来』3期第6号「免疫力を高めて子どもの心と体を守る」巻頭ページ掲載）

①離乳食を急がない。1歳未満はダメ。アトピーの原因に。2歳半までは母乳がベターです。
②口呼吸はダメ。鼻呼吸が大切。子どもも大人も同じです。病気の原因になるからです。
③伏せ寝、横向き寝もダメ。子どもも大人も上向き寝に。口呼吸などの原因になるからです。小さな子は12時間、大人は8時間。よく眠りましょう。
④おしゃぶりは大切。口呼吸を治します。欧米では4歳くらいまで使います。
⑤赤ちゃんには、ハイハイ、なめ回しをさせてあげましょう。
⑥ベビーカーを、早くから取り上げない。幼児の骨と関節のためにムリに歩かせない。

⑦冷たい飲み物、食べ物はダメ。特に腸を冷やさない生活習慣が大事。心の源は腸。
⑧食べ物はよく噛《か》む習慣に。両側で噛むこと。

これで、免疫病も生活習慣病も改善します。

さらに体と心、健康と病気、自然治癒力や免疫力についてお知りになりたい方は、小社刊『自然治癒力を高める』シリーズ（年4回発行）をぜひご覧ください。

さて、私共「ほんの木」では、子育てや教育上の悩み、あるいは疑問点などについて、ブログ上で２００５年10月中旬より、具体的にヒントとなる情報を少しずつお届けしています。アドレスは左記です。ぜひ、ブログやホームページにお立ち寄りください。あなたのお子さんの、そして日本中、世界中の「子どもたちの幸せな未来」を、ご一緒に考え合えたらいいなあ、と思って作っています。

ほんの木の『子どもたちの幸せな未来』シリーズも、この本から4年目になりました。隔月刊偶数月発行のシリーズとして少しでもお母さん、お父さんのお役に立てるよう、これからも一冊一冊、ていねいに良い本を作ってゆきます。何卒、ご支援くださいますよう、お願いいたします。

競争のない教育と子育てを考えるブログ　http://alteredu.exblog.jp
ほんの木のホームページ　http://www.honnoki.co.jp/　Eメール　info@honnoki.co.jp

２００５年10月
ほんの木　編集部

本書にご登場いただいた18人の方々（五十音順・敬称略）

【小児科医】

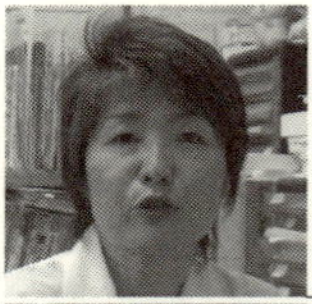

内海裕美　うつみ ひろみ

1954年東京都文京区都出身。東京女子医科大学卒業後、同大学小児科学教室に入局。97年父のあとを継ぎ吉村小児科院長に。専門は小児神経、小児保健。子育て支援セミナーの開催など、地元で子供のことは何でも引き受ける相談所的な診療所を目指している。日本小児科医会常任理事。

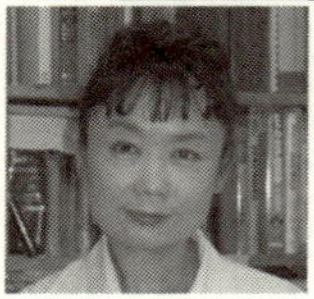

大澤真木子　おおさわ まきこ

東京都出身。東京女子医科大学、同大学院卒業。同大小児科助手、医局長、講師などを経て、McMaster Universityへ客員教授として留学。帰国後、東京女子医科大学小児科助教授を経て、現在、同大小児科教授。著書に『はじめての赤ちゃん』（主婦の友社）、『子どもの病気がよくわかる本』（小学館）、『育児Q&A』（法研）など、共著に『小児の運動障害』（医葉薬出版）などがある。

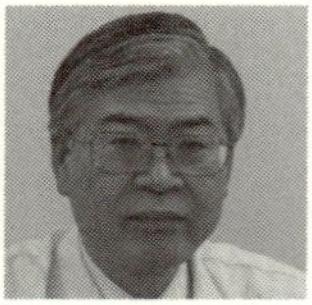

片岡直樹　かたおか なおき

1942年、愛媛県出身。岡山大学医学部卒業。岡山大学医学部小児科助手、川崎医科大学小児科講師を経て、現在、川崎医科大学小児科教授で一般小児科医。30年以上の臨床経験を通じて「子育て環境の悪化」を痛感し、子どもがよりよく育つ本来の家庭環境を取り戻す活動に熱意を注ぎ続けている。著書に『テレビ・ビデオが子どもの心を破壊している！』『しゃべらない子どもたち・笑わない子どもたち・遊べない子どもたち―テレビ・ビデオ・ゲームづけの生活をやめれば子どもは変わる』（メタモル出版）などがある。

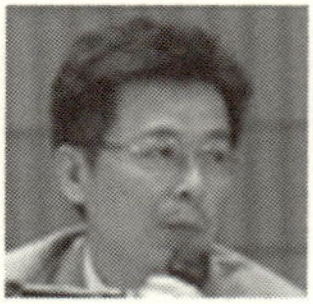

神山 潤　こうやま じゅん

1956年東京都出身。小児科医。東京医科歯科大学医学部卒業後、病院勤務を経て92年から同大学小児科助手、その間95年から98年にはUCLAに留学し、2000年より東京医科歯科大学助教授、2004年4月から東京北社会保険病院副院長。専門は臨床睡眠医学。著者に『眠りを奪われた子どもたち』（岩波ブックレットNo.621）、『子どもの睡眠――眠りは脳と心の栄養』（芽ばえ社）、『「夜ふかし」の脳科学』（中公新書ラクレ）がある。

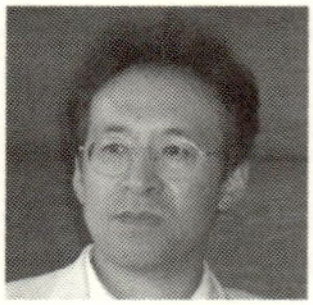

高草木 護　たかくさぎ まもる

1954年群馬県出身。群馬大学医学部卒業。小児科医として6年間、内科医として5年学んだ後、ドイツへ留学してシュタイナー医療を学ぶ。また、独学で東洋医学を学ぶ。現在は平河町クリニック院長。元群馬大学教育学部非常勤講師、元明海大学付属病院東洋医学。

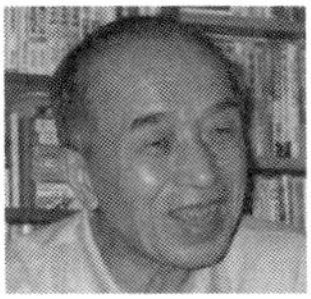

真弓定夫《まゆみ さだお》
1931年東京都出身。東京医科歯科大学を卒業。西東京市の佐々病院小児科医長を経て、1974年、東京都武蔵野市吉祥寺に真弓小児科医院を開設。自然流子育てを提唱し、毎日子どもを診察しながら、講演のため全国各地に出かけている。主著に『自然流育児のすすめ』『自然流生活のすすめ』『自然流食育のすすめ』(地湧社)、『医者の門をたたく前に』(芽ばえ社)、『自然流育児教室』(中央アート出版) などがある。

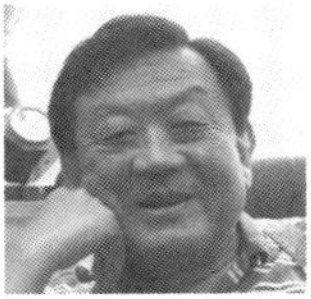

毛利子来《もうり たねき》
毛利医院医師。1929年千葉県出身。東京の原宿で小児科医を開業するかたわら、子育てについての著作や講演を行い、〝タヌキ先生〟の愛称で親しまれている。『新エミール』『いま、子を育てること』(ちくま文庫)、『たぬき先生の小児科ノート』『生きにくさの抜け道』(岩波書店)、『子育ての迷い解決法、10の知恵』(集英社新書)、『えせ医者Mの伝説』(新潮社)、『父親だからできること』(ダイヤモンド社) など多くの著作がある。

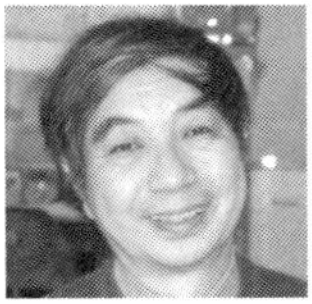

山田 真《やまだ まこと》
1941年、岐阜県出身。小児科医。東京大学医学部卒業。八王子中央診療所勤務。「障害者を普通学校へ・全国連絡会」の世話人を務めるほか、医療被害者運動、障害児(者)の運動などにも関わっている。主著に『はじめてであう小児科の本』(福音館書店)、『子育て――みんな好きなようにやればいい』『子どもと病気』(太郎次郎社)、『お医者さんは神さまではない』(筑摩書房) などがある。

【助産師】

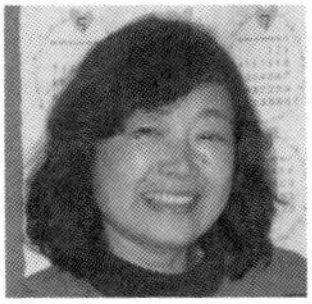

宗 祥子《そう しょうこ》
松が丘助産院院長。第一子を出産後、東京医科歯科大学医学部保健衛生学科で看護の資格をとり、その後、助産師学校を卒業。在学中に第二子、第三子を出産。病院勤務を経て、1998年東京都中野区に松が丘助産院を開院。自然出産で年間100例ほどの赤ちゃんが生まれている。

【研究者】

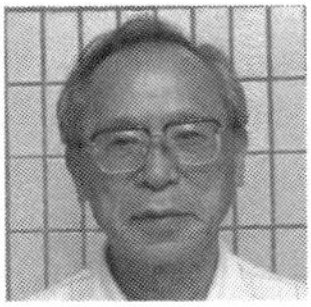

大澤 博《おおさわ ひろし》
1928年群馬県出身。岩手大学名誉教授。心理栄養学のパイオニア。非行少年や不登校児とのカウンセリングに従事し、80年代より心の荒れと食事との関係に注目。現在も研究を続ける。著書に『食原性症候群』『心理栄養学』『その食事では悪くなる』『食事で治す心の病』などの他、多数の訳書もある。

【研究者】

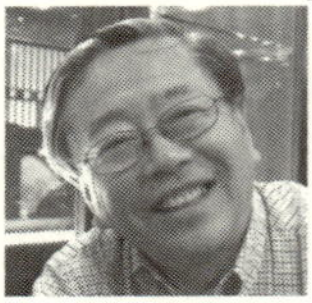

清川輝基　きよかわ てるもと

ＮＰＯ法人子どもとメディア代表。1964年東京大学教育学部卒、64年にNHKに入局し、社会報道番組ディレクターとして、NHK特集「警告！子どもの体はむしばまれている」(78年)、「何が子どもを死に追いやるのか」(79年) などの番組を制作。94年長野放送局長、99年からNHK放送文化研究所主幹。チャイルドライン支援センター代表、日本子どもＮＰＯセンター常務理事などを務める。著書に『人間になれない子どもたち』(枻出版社) がある。

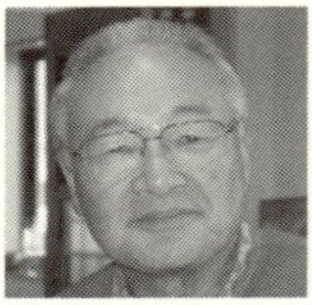

原田碩三　はらだ せきそう

兵庫教育大学名誉教授。専門は小児保健。広島大学卒業。兵庫教育大学大学院幼児健康学研究室教授を経て、現在、活水女子大学教授。主著に『安全保育と事故事例』『保育の中の体力づくり12ヵ月』『あそび保育のすすめ』、共著『お母さんと子どものための〝足からの健康づくり〟』(以上、中央法規出版)、原田編著『子ども健康学』((株) みらい) などがある。

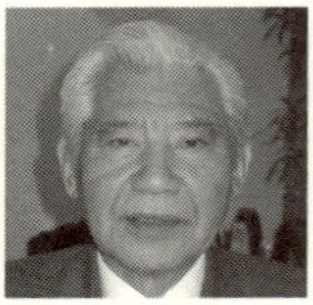

廣瀬正義　ひろせ まさよし

食と教育研究家。1934年、茨城県出身。62年、東京都北区立清至中学校保健体育教員となって以来、いくつもの区立学校を歴任。91年より中野区立第十中学校校長。95年に退職。98年から02年まで文京大学非常勤講師。約30年間、健康な発達と食生活について体力医学的に研究を続ける。日本体力医学会終身評議員、日本ストレス学会評議員被選挙会員、(社) 日本栄養・食糧学会正会員。著書に『学力をつける食事　知力・気力・体力アップの食卓作戦』(文春文庫) がある。

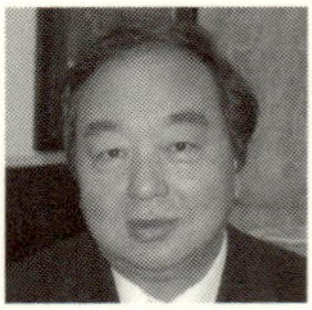

森 昭雄　もり あきお

北海道出身。専門は脳神経科学。医学博士。カナダクウィーンズ大学客員教授を経て、現在、日本大学教授、日本大学大学院教授。これまで脳内の体性感覚野と運動野の神経回路をニューロンレベルで研究し、現在は高齢者の痴呆や情報機器が脳に及ぼす影響についての研究も行っている。著書に『ゲーム脳の恐怖』(ＮＨＫブックス／生活人新書)、『ＩＴに殺される子どもたち 蔓延するゲーム脳』(講談社) がある。

【食の問題研究家】

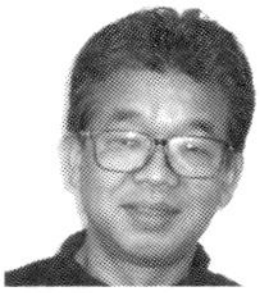

幕内秀夫　まくうち ひでお

1953年茨城県出身。東京農業大学栄養学科卒業。管理栄養士。専門学校の講師を務めるが、栄養教育に疑問を持ち退職。以後、日本列島を歩いて縦断や横断を重ね、伝統食と民間食療法の研究を行う。現在、フーズ＆ヘルス研究所代表。学校給食と子どもの健康を考える会代表。帯津三敬病院、松柏堂医院などにおいて食事相談を担当。また、［小児の食生活講座］を主宰する。主書は『粗食のすすめ』（新潮文庫）、『じょうぶな子どもをつくる基本食』（主婦の友社）など多数。

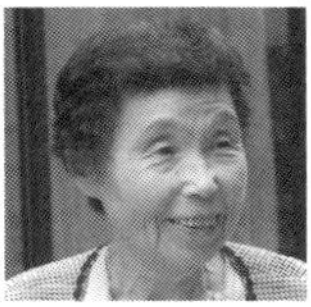

東城百合子　とうじょう ゆりこ

自然食、自然療法研究家。1925年岩手県生まれ。1945年、栄養学の草分けである佐伯矩博士に師事し、栄養士となる。また、国際栄養研究所長・W. H. ミラー氏にも師事。1949年、玄米自然食と自然療法によって重症の肺結核を克服。以降、食の改革を通して自然に帰ろうとする健康運動に力を注ぐ。1973年月刊誌「あなたと健康」を創刊。『心を育てる子どもの健康食』『食卓からの子育て』（池田書店）など多数の著書がある。

【教育者】

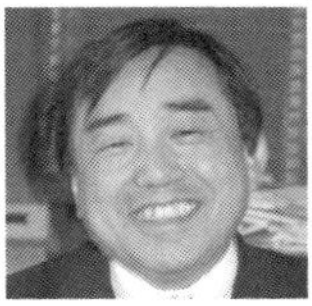

陰山英男　かげやま ひでお

立命館大学教授、立命館小学校副校長。1958年兵庫県生まれ。80年岡山大学法学部卒業。82年、校内暴力が最も激しい時期に尼崎市で教師生活を始める。89年に兵庫県朝来町立山口小学校に着任。直後より、同僚教諭と共に音読、百マス計算など「読み書き計算」の徹底した反復練習による学力向上に取り組み、一躍「陰山メソッド」として有名になる。広島県の校長公募に応じて、2003年4月から土堂小学校校長に就任。著書に『本当の学力をつける本』『学力低下を克服する本』（文藝春秋）、『陰山英男の「校長日記」』（小学館）など多数。

【建築家】

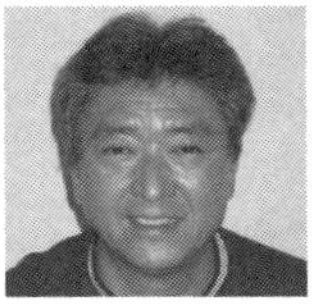

尾竹一男　おたけ かずお

建築家。化学物質過敏症支援センター理事。1951年生まれ。神奈川大学工学部建築学科終了。東孝光建築研究所を経て、81年尾竹一男建築研究所を設立し、代表になる。92年に　Healty Cities Plan O I 研究所代表。京都市リサイクルプラザ基本計画（京都市）、藤沢市特別養護老人ホーム基本計画（社会福祉法人いきいき会）などのプランニングに関わる。墨田区三世帯住宅コンクール優秀賞（86年）、第6回住宅金融公庫賞（98年）。

子どもたちの幸せな未来ブックス1

子どもが幸せになる6つの習慣

2005年10月20日 第1刷発行
2010年4月16日 第7刷発行

企画――――――――（株）パンクリエイティブ
編集・発行――――――――ほんの木
プロデュース――――――――柴田敬三
編集――――――――戸矢晃一
発行人――――――――高橋利直
発　売――――――――（株）ほんの木
〒101-0054 東京都千代田区神田錦町 3-21 三錦ビル
Tel. 03-3291-3011　Fax. 03-3291-3030
http://www.honnoki.co.jp/
E-mail　info@honnoki.co.jp
競争のない教育と子育てを考えるブログ　http://alteredu.exblog.jp
 ISBN978-4-7752-0030-8
郵便振替口座　00120-4-251523　加入者名　ほんの木
印刷所　中央精版印刷株式会社

出典資料

本書の全原稿の初出は
「子どもたちの幸せな未来」シリーズ
全18冊の中にあります。
218～223ページのバックナンバーを
ごらんください。

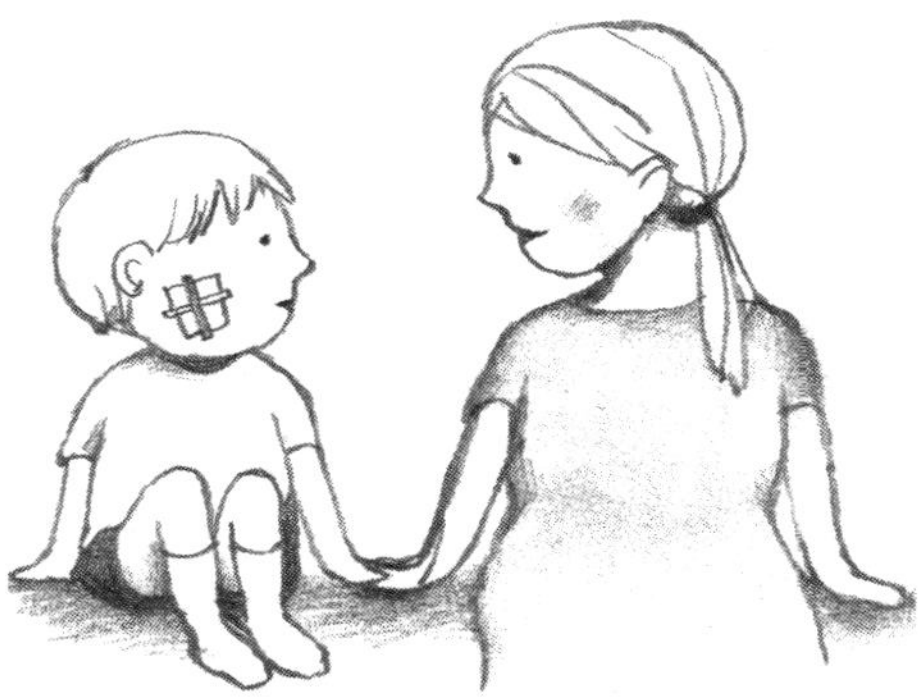

イラスト・今井久恵

1 もっと知りたい、シュタイナー幼児教育

芸術教育や情操教育として注目のシュタイナーの幼児教育をわかりやすく特集しました。

＊幼稚園26年間の実績から学ぶシュタイナー幼児教育

＊「シュタイナー教育相談室」など

【主な登場者】高橋弘子さん（那須みふじ幼稚園園長）／吉良創さん（南沢シュタイナー子ども園教師）／大村祐子さん（ミカエル・カレッジ代表）他

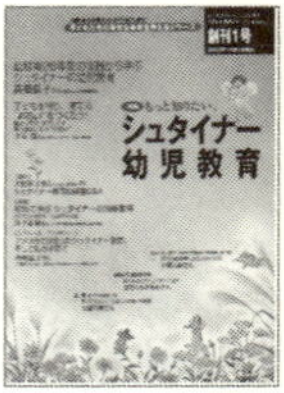

2 育児、子育て、自然流って何だろう？

先輩ママの実践した自然流子育てで子どもはどう成長するか、親としての心構えなどをご紹介します。

＊自然な育児、子育て、基本の基本

＊私の実践した自然流子育て～そのポイントと生活スタイル　など

【主な登場者】真弓定夫さん（小児科医師）／はせくらみゆきさん（アートセラピスト）／自然育児友の会／西川隆範さん（シュタイナー研究家）他

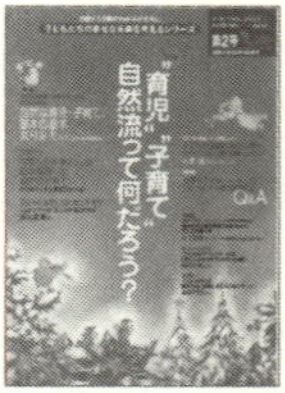

3 どうしていますか？　子どもの性教育

誰もが子育てで一度は悩む、子どもと性の問題を家庭でどのように解決していくかがよくわかる特集です。

＊「性」を通して子どもたちに伝えたいこと

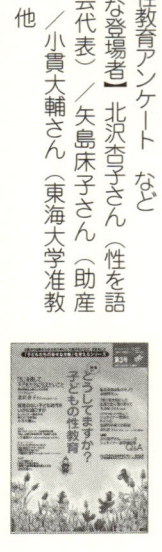

＊性教育アンケート　など

【主な登場者】北沢杏子さん（性を語る会代表）／矢島床子さん（助産師）／小貫大輔さん（東海大学准教授）他

●お申込み　ほんの木　TEL.03-3291-3011 FAX.03-3291-3030
〒101-0054東京都千代田区神田錦町3-21三錦ビル

出典：子どもたちの幸せな未来シリーズ第1期

4 子どもたちを不慮のケガ・事故から守る

子どもの死亡原因の1位は不慮の事故。思いがけない事故の予防策について実践的、具体的に紹介します。
＊不慮の事故はどうして起こるか
＊ケガ・事故を未然に防ぐ工夫　など

【主な登場者】ウテ・クレーマーさん（ブラジルシュタイナー共同体代表）／大村祐子さん（ひびきの村ミカエル・カレッジ代表）／安部利恵さん（栄養士）他

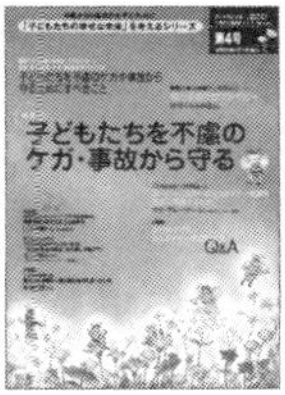

5 見えていますか？子どものストレス、親のストレス

少しでも楽しくストレスのない環境でゆったりと子育てする方法を特集。
＊子どもにストレスを与えないシュタイナー幼稚園の環境づくり
＊自分を受け入れることから始める子育て　など

【主な登場者】鳥山敏子さん（賢治の学校教師）／菅原里香さん（こすもす幼稚園教諭）／岩川直樹さん（埼玉大学教育学部教授）他

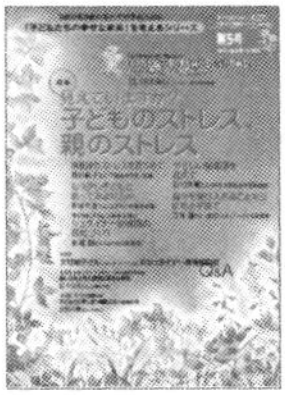

6 子どもの心を本当に育てる、しつけと叱り方

子どもをうまく育てたいと思えば思うほど考え込んでしまう叱り方、しつけ方。心を育てる叱り方、しつけ方について考えました。
＊大人の真似から「しつけ」は始まる
＊わたしの叱り方　など

【主な登場者】堀内節子さん（にじの森幼稚園前園長）／森田ゆりさん（エンパワメントセンター主宰）／汐見稔幸さん（白梅学園大学学長）他

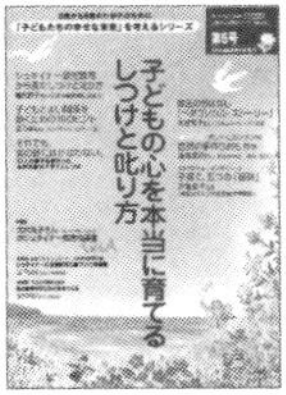

子どもたちの幸せな未来「第1期」全6冊　●B5サイズ・64ページ
●各号定価1400円（税込・送料サービス）●6冊セット割引あり。詳細はほんの木まで。

2003年～2004年刊

7 心と体を健やかに育てる食事

素材や栄養価にこだわりながら、食事が楽しくなる食卓づくりの基本を学びます。

＊食卓から始まる健康子育て
＊知って得する野菜の豆知識　など

【主な登場者】東城百合子さん（自然療法研究家）／大住祐子さん（シュタイナー医療研究家）／大澤博さん（岩手大学名誉教授）／大澤真木子さん（東京女子医科大学教授）他

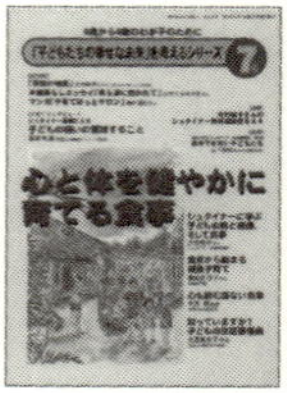

8 お話、絵本、読み聞かせ

絵や写真のないお話だけを聞くことで子どもの想像力は育ちます。お話には、子どもの心と想像力を育てる力があります。

＊お話が育てるこころと想像力
＊こどもの好きな絵本　など

【主な登場者】高橋弘子さん（那須みふじ幼稚園園長）／としくらえみさん（シュタイナー絵画教師）／赤木かん子さん（子どもの絵本の専門家）他

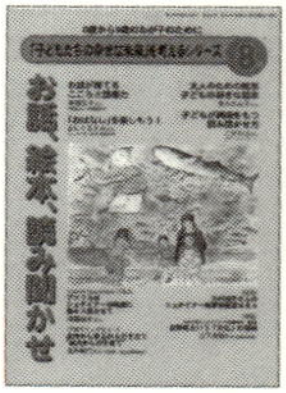

9 シュタイナー教育に学ぶ　子どものこころの育て方

温かい心を持った子ども、優しい心を持った子ども、目に見えない「こころ」の育て方を特集しました。

＊子どもの内面への信頼
＊子どもがほんとうに安心できる場所　など

【主な登場者】高久和子さん（春岡シュタイナー子ども園教師）／森章吾さん（シュタイナー小学生クラス教師）／山下直樹さん（治癒教育家）他

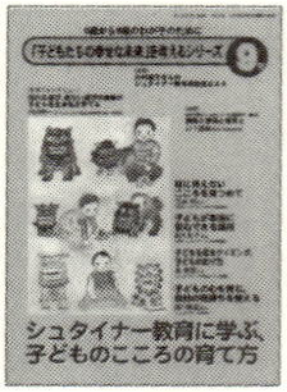

●お申込み　ほんの木　TEL.03-3291-3011 FAX.03-3291-3030
〒101-0054東京都千代田区神田錦町3-21三錦ビル

出典： 子どもたちの幸せな未来シリーズ第2期

10 子育て　これだけは知りたい聞きたい

子どもを見るってどう見ればいいのでしょうか？　子どもの成長・発達、子どもの幸せをトータルに考えます。

＊子育てが下手でも恥ではない
＊母親の食事が子どもを育てる　など

【主な登場者】小西行郎さん（東京女子医科大学教授）／正高信男さん（京都大学霊長類研究所教授）／宗祥子さん（松が丘助産院助産師）／安保徹さん（新潟大学大学院医学部教授）他

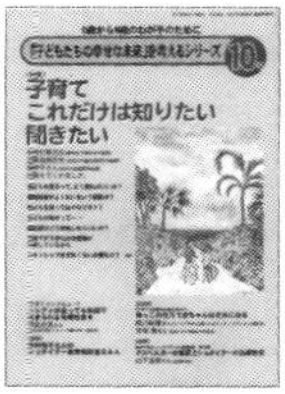

11 子どもの感受性を育てるシュタイナーの芸術体験

子どもの好奇心をつぶさないでください。シュタイナー教育を中心に子どもの形成力を高める芸術を体験に基づいて学びます。

＊シュタイナー教育における芸術
＊色を体験することの大切さ　など

【主な登場者】大嶋まりさん（東京シュタイナーシューレ）／高久真弓さん（オイリュトミスト）／見尾三保子さん（「ミオ塾」代表）他

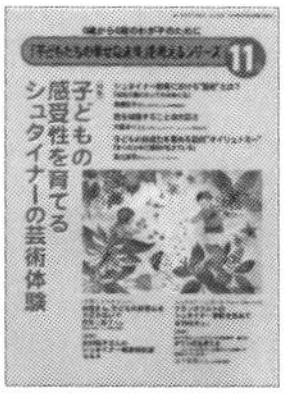

12 年齢別子育て・育児、なるほど知恵袋

子どもの成長を知って、余裕ある子育てをするための方法、子どもの年齢に応じた育児を特集しました。

＊余裕のある子育てを
＊シュタイナー教育による「子どもの年齢に応じた育児」など

【主な登場者】汐見稔幸さん（白梅学園大学学長）／真弓定夫さん（小児科医師）／山口創さん（聖徳大学講師）他

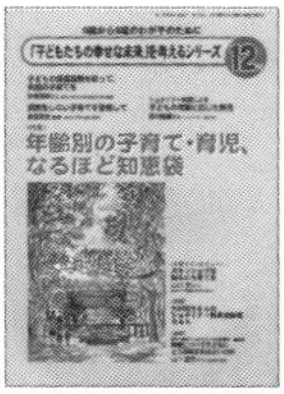

子どもたちの幸せな未来「第2期」全6冊　●B5サイズ・64ページ
●各号定価1400円（税込・送料サービス）●6冊セット割引あり。詳細はほんの木まで。

①共働きの子育て、父親の子育て

子どもと一緒にいる時間が少ない、十分に子どもの面倒が見られないと悩みや不安を抱える親御さんが少なくありません。共働きの家庭や父親の子育てへの参加について考えます。

【主な登場者】毛利子来さん（毛利医院医師）／佐々木正美さん（児童精神科医）／正高信男さん（京都大学霊長類研究所教授）／赤石千衣子さん（しんぐるまざあずふぉーらむ）他

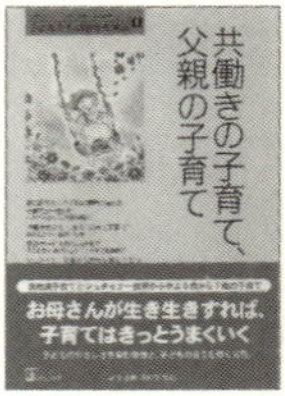

②子どもの健康と食からの子育て

子どもたちの体が年々弱くなっています。また、子どもの行動や心にも、かつて見られなかった不可解な兆候が現れています。今日からできる健康な食のポイントを提案します。

【主な登場者】幕内秀夫さん（栄養管理士）／神山潤さん（小児科医）／原田碩三さん（兵庫教育大学名誉教授）／山田真さん（小児科医）／藤村亜紀さん（陽だまりサロン主宰）他

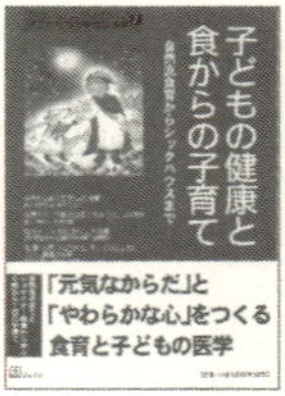

③子どもの心と脳が危ない！

テレビやゲーム、パソコンなどが子どもに及ぼす影響について、小児科医や脳科学者、幼児教育者らが声をあげ始めました。テレビやゲームとの上手なつき合い方の特集です。

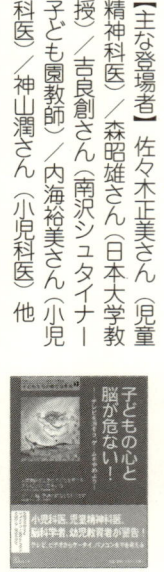

【主な登場者】佐々木正美さん（児童精神科医）／森昭雄さん（日本大学教授）／吉良創さん（南沢シュタイナー子ども園教師）／内海裕美さん（小児科医）／神山潤さん（小児科医）他

出典： 子どもたちの幸せな未来シリーズ第3期

④子どもを伸ばす家庭のルール

十分な睡眠や友達と一緒の遊びや運動、家族と一緒に三度の食事をとること…こんな当たり前のことの積み重ねだけで、体力、気力、知力、学力が育つのです。

【主な登場者】陰山英男さん（立命館小学校副校長）／片岡直樹さん（川崎医科大学小児科教授）／廣瀬正義さん（食と教育研究家）／秦理絵子さん（オイリュトミスト）他

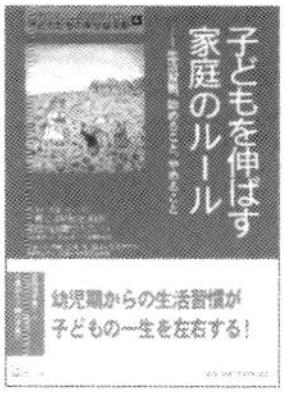

⑤早期教育と学力、才能を考える

おけいこごとを始める平均年齢は2・5歳。でも待って下さい。まわりから置いて行かれないようにと通わせているおけいこごとが、子どもをダメにしてしまうこともあります。

【主な登場者】汐見稔幸さん（白梅学園大学学長）／高田明和さん（浜松医科大学名誉教授）／吉良創さん（南沢シュタイナー子ども園教師）／グレゴリー・クラークさん（多摩大学名誉学長）他

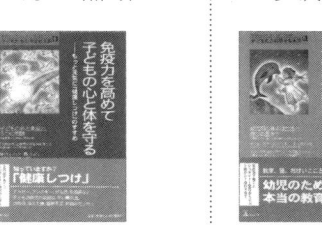

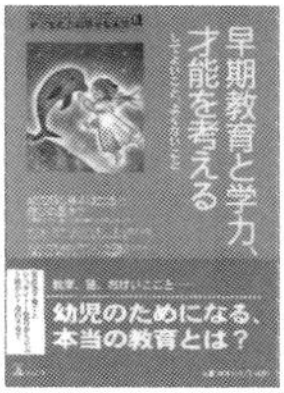

⑥免疫力を高めて子どもの心と体を守る

アトピーやアレルギーなど子どもの病気は、正しい鼻呼吸、睡眠、冷え予防、食事などに関係しています。日々の生活習慣で大切なことを、健康の視点から特集しました。

【主な登場者】西原克成さん（西原研究所所長）／東城百合子さん（自然療法研究家）／岩附勝さん（トーユー矯正歯科院長）／清川輝基さん（子どもとメディア代表理事）他

子どもたちの幸せな未来「第3期」全6冊　●A5サイズ・128ページ
●各号定価1575円（税込・送料サービス）●6冊セット割引あり。詳細はほんの木まで。